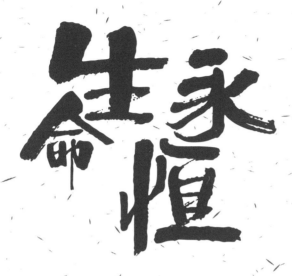

生命永恒

孟晓军 主编

U0303736

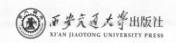

西安交通大学出版社

XI'AN JIAOTONG UNIVERSITY PRESS

图书在版编目（CIP）数据

生命永恒 / 孟晓军主编 . -- 西安：西安交通大学
出版社，2024.3
ISBN 978-7-5693-3499-9

Ⅰ.①生…　Ⅱ.①孟…　Ⅲ.①器官捐献－医学伦理学
－概况－中国　Ⅳ.① R-052

中国国家版本馆 CIP 数据核字（2023）第 203313 号

书　　名	生命永恒	
	SHENGMING YONGHENG	
主　　编	孟晓军	
副 主 编	徐自力　丁晨光　银　勇　谢小雅	
策划编辑	王斌会	
责任编辑	李嫣彧	
责任校对	张　娟	
封面设计	翟剑辉	

出版发行　西安交通大学出版社
　　　　　　（西安市兴庆南路 1 号　邮政编码 710048）
网　　址　http：//www.xjtupress.com
电　　话　（029）82668357　82667874（市场营销中心）
　　　　　　（029）82668315（总编办）
传　　真　（029）82668280
印　　刷　陕西龙山海天艺术印务有限公司
开　　本　710mm×1000mm　1/16　　**印张** 18　　**字数** 189 千字
版次印次　2024 年 3 月第 1 版　2024 年 3 月第 1 次印刷
书　　号　ISBN 978-7-5693-3499-9
定　　价　77.00 元

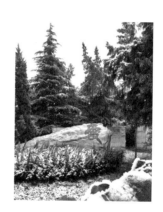

序

生命是宇宙中最为神秘而珍贵的存在之一，它承载着无尽的意义与价值。生命的存在不仅仅是为了个体的存在与繁衍，更关乎对于永恒的追求和存在意义的深入探索。在人类历史的长河中，从原始蒙昧到现代文明，从埃及的金字塔、中国的万里长城到今天的万物互联、人工智能，人类生命代代传承、周而复始。对于生命永恒的理解一直是哲学家们思考的焦点之一，各种文化和宗教对于生命的意义都提供了独特而多元的阐释，这些观念和信仰为医学伦理与实践提供了深远的启示。

人，生而平等。尊重每一个生命是社会文明进步的体现。在生命的延续与医学实践中，器官捐献发挥着重要的作用。无私的器官捐献者在人生的终点，用自己的器官挽救素昧平生的患者，为他人带来新的生机，延续生命的希望。他们用无私的捐献，连接起逝去与新生，传递着爱和希望，推动医学科学进步，增强人类健康福祉，促进社会文明进步。这是他们对世界最美的馈赠，他们的伟大和无私，值得我们永远尊重与缅怀。

随着社会发展和时代进步，遗体捐献成为医学解剖课所用人体标本的唯一来源，这些遗体捐献者也被世人尊称为"大体老师"。他们慷慨地捐献自己的遗体，为医学生提供学习和实践的机会，使他们能够更深入地理解人体的结构与功能，培养出色的医学专业人才，推动了医学科学的发展。1913年，《解剖规则》首次出现，次年又有了《解剖规则施行细则》，从此现代医学教育在中国正式走上了发展和壮大的征程。而提出此规则并促进其实施的"国立北京医学专门学校"正是现在的西安交通大学医学部的前身。

西安交大在肾移植、肝移植等领域走在全国前列，为患者及其家庭带来健康和希望，这些成绩的背后是无数捐献者拯救生命、传播爱心的大爱故事。捐献者是伟大的、忘我的和无私的，值得我们铭记和缅怀，更重要的是要提倡和践行捐献者的义举和行动。我们探索和完善了以捐献者为中心的具有交大特色的工作流程和范式，建立了国内高等医学院校第一个以遗体器官捐献为主题的医学人文教育基地。解剖课开课仪式和结课仪式时，学生向"大体老师"默哀致敬，教育医学生学会感恩、懂得珍惜和敬畏生命。每年清明时节我们或是在黄河渡口举行捐献者骨灰抛撒仪式，或是在校内举办缅怀纪念活动。2023年教师节前夕，我们在凤栖山为"大体老师"们举行了首次骨灰安放仪式。弘扬"人道、博爱、奉献"的红十字精神、"仁者爱人"的中华民族传统美德及无私奉献的高尚品格，鼓励更多人加入这项崇高的事业中，为挽救更多生命及医学教育与研究贡献力量。

纵观整个社会的发展历史，疾病一直与人类相伴而行，社会的进步离不开医学。医学不仅仅是挽救生命和延续生命，它更有意义的作用是让病人实现生命价值。医学教育不仅是培养医学专业人才，更在于传播医学伦理与人文关怀理念，不断诠释生命的意义和医学的价值。面向人民生命健康，交大医学人始终牢记"健康所系、性命相托，除人类之病痛，助健康之完美"的誓言，秉承"尚德尚医、求是求新"的教育理念和追寻"为生命之光"的崇高理想，传承弘扬西迁精神和抗战迁陕精神，奋力为中国医学教育事业和人类健康而不懈努力。

目录
—— Contents ——

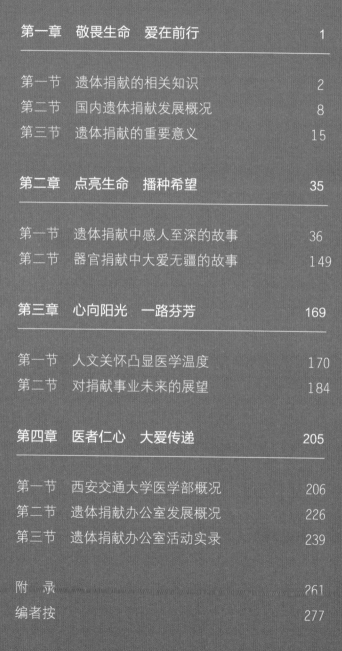

第一章
敬畏生命　爱在前行
CHAPTER ONE

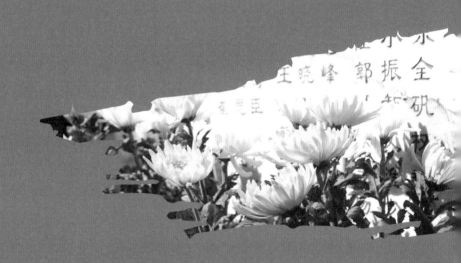

第一节　遗体捐献的相关知识

　　遗体捐献，是指自然人及其直系亲属生前自愿表示在死亡后，由其执行人将遗体的全部捐献给医学科学事业的行为，以及生前未表示是否捐献意愿的自然人死亡后，由其家属将遗体的全部或部分捐献给医学科学事业的行为。遗体捐献主要是将遗体捐献给医学院校，供医学生教学和科研使用。它是高尚的社会公益事业，是弘扬人间大爱、传递社会温暖、展现人性光辉、体现社会文明进步的重要行为，对于整个社会医学事业的发展有着非凡的意义和极大的贡献。

　　我国遗体捐献遵循"自愿、无偿"的原则，反对任何以获得经济报酬为目的的遗体捐献。捐献者家属可以接受来自社会的人道慰问和困难救助。有完全民事行为能力人（18岁以上），愿意在逝世后无偿捐献遗体、器官、角膜、组织用于临床治疗、医学教学和科学研究，可以通过网络或书面途径进行志愿登记，表达捐献意愿。捐献人的捐献意愿是可以改变的：我国遗体捐献遵循自愿原则，如果捐献人的捐献意愿发生改变，随时可以在登记网站变更或撤销登记意愿，但要先办理变更或撤销登记申请公证。很多人都有疑惑，成为遗体捐献志愿登记者，一定能实现捐献意愿吗？当登记者逝世之后，原则上没有烈性传染病和恶性肿瘤者都可以捐献，但最终能否捐献由医学专家评估确定，并要尊重家属的意愿，征得意见统一后，才可以实行遗体捐献。此外，志愿登记者的个人信息会被严格保护，只有因工作需要并得到授权的情况下，工作人员才能接触到登记者的个人信息。遗体捐献者的志愿登记信息绝对不会被泄露。也会有人疑惑，如果捐献遗体者有宗教信仰，是否会影响其遗体捐献？绝大部分的宗教认同遗体捐献的精神，并赞颂这种行为是造福众生、功德无量之举，所以宗教信仰并不会阻碍捐献者的捐献行为。另外，遗体捐献志愿者可以选择遗体接受单位，无特殊意愿的，按照就近原则捐献。

虽然相较于西方国家，我国的遗体捐献起步较晚，但这并不代表遗体捐献是彻彻底底的"舶来品"。在中国古代，不乏通过解剖尸体的方式来探索疾病治疗方法的实例。历史记载，清朝乾隆年间的王清任医生，就有通过观察解剖几十具童尸以探索传染病"瘟疹痢症"救治方法的经历，后来他著成的《医林改错》，也以人体解剖为重要基础。1866 年，黄宽——中国第一位学成归国的留英博士，受聘于博济医院的华南医学校，教授人体解剖学等课程。他亲自执刀解剖尸体，成为中国医学近代史上第一位真正意义上的人体解剖学教师。[①]

近代，西方的医学理论逐渐传入我国，这使得医学界进步人士逐渐认识到人体解剖对于病理研究的重要性，然而由于传统观念的束缚，当时很少有人愿意为了医学研究而捐献遗体，医学院校得到的遗体非常少。由于缺少遗体，解剖只能时断时续地进行，大多数情况下，解剖课程只能宣布停课。"江苏省立医学专校民二（1913 年）实行，开办十余年，仅三四具。浙江省立医药专校，民二实行，开办以来亦仅三四具。北京国立医学专校，民二实行，年不过一具。协和亦寥寥。同济昔年平均每学期不能得一具，现稍进步，时见解剖，震旦与同济等，盖震旦时有法租界狱囚病毙，而同济则得自华狱病因也。圣约翰医科，尚恃图书为教授资料。同德开办六年后，在民十三（1926 年）年冬始得尸体解剖成人一次。南通大学医科民二即已实行，开办近廿年，前后不过三四具。"这段材料，真实地反映了 20 世纪 30 年代以前著名的西医学

① 丁文龙.生命的延续与升华：我国遗体捐献述评 [J].解剖学杂志，2020，43:91-93.

校很少得到尸体的情况。著名的医校尚且如此，那些普通的医校情况则更糟。到了20世纪30年代，"医校之尸体难求依然如故"。这在一定程度上阻碍了西医的进一步发展。著名医学家汪企张就曾对此现象表达了深刻的忧虑："盖以当时社会迷信观念太深，虽有政府制定供学术研究准许解剖之法令，而行政官署往往惑于因果，辄作中梗，故纵有路毙之尸、刑余之体、被害之遗骸、法律之尸身，不能一一罗致，转愿付之从葬，良堪痛惜。"

心怀大爱者

——余子维：中国第一位捐献遗体的人

余子维，名纲，别号森子，是近代中国第一个在遗嘱中志愿把遗体捐献给医学研究的人。他的父亲被清廷授予昭武将军，余子维也算是将门之后，但他却早早看到了科学对挽救民族危亡的重要作用。一方面他竭力劝勉自己的四弟余崙随英人学习英文，以为将来学习科学做准备；另一方面他自己也积极探索科学新法，在祖遗之田栽培桑棉，研究蚕桑及棉花的改良方法，然而由于农民的守旧，只能无奈宣告失败。经此一事，余子维也看到了农民所过的颠沛流离的艰苦生活，更加激发了他的爱民之心。后来在温州城区，他与陈子山等人创办永嘉县施医院，想要以医药解除贫苦人民的痛苦。由于施医施药纯属公益性质，因而他所办的医院很快就入不敷出了，医院只能被迫关掉。但几年的行医实践让他深切感受到以中国陈旧的医学理论是难以使国内医学得到真正发展的。

1905 年，他去东京慈惠医学专门学校留学，希望能够吸收西医先进的医学理论以造福国民。留学期间余子维结识了孙中山、徐锡麟等革命党人，立志改变中国积贫积弱的状况。他意识到"改良中国医学，须以基础医学入手，乃赴各地医校，联络同志，研究解剖、生理、病理、细菌诸学，备将来归国为新学之资"。1911 年，他毕业归国，先后创办了江西军医学校、永嘉县儿女卫生学院，矢志不渝地推行医学教育。他的教学理念非常开明，主张理论要与实际相联系，不偏重分数，认为"考试不过一时的测验，专靠熟读课本，斤斤较量分数的多寡，不务实际工作，却非判别优劣的定论"。他处处为他人着想，学生毕业时，"为着同学们出路上着想，常把兵营生活状况细述详论，对于军阵卫生方面，尤多应加改革和设施之方针"。

好景不长，1932 年 5 月，长期困扰余子维的胃病再次发作，这场疾病来势汹汹，余子维感觉自己将不久于人世，开始考虑安排后事。1933 年春节前后，他与亲朋好友商议作遗嘱，并叮嘱他的孩子余继敏："吾死后必须实行病理解剖，以遂吾志，汝切记之！"即使在弥留之际，他仍然念念不忘实行解剖，立下遗嘱。这份遗嘱在中国医学发展史上具有重要意义，此书可算作近代中国第一份志愿病理解剖同意书。1933 年 2 月 20 日，余子维多日不食，身体已达到极限，连坐下的力气都没有了。但他始终牵挂着国家和人民，自挽："天下未平皆罪己；太上有道可传人。"留下绝笔，24 日凌晨 2 时，在完全停止呼吸前，他还再三嘱咐，要实行解剖。当日上午，余子维的遗体被移到温州大南医院。下午 2 时，李素冰、黄竹如两位医师施行病理解剖，并将肝胃全部制成标本，再由余继敏返回杭州时，赠送给浙江省立医药专科学校，作学术研究之用。而对于解剖后的遗体，余子维还遗嘱"可火化之"，虽然当时温州不具备火化条件，但他也是近代中国较早立遗嘱火化的人，余子维这种敢于为国家、为人民身先士卒、无私奉献的伟大精神值得歌颂！

当时，这件事被报道出来后，在医界和社会都引起了巨大反响，近代著名医生余云岫盛赞余子维"吾医学界破天荒第一人也"。1934年，全国医师联合会第三届代表大会通过《请全会表彰余子维先生以奖励病理解剖案》，决议将余子维先生遗体解剖之日（2月24日）作为病理解剖有志会纪念日，并将《医事汇刊》1935年第四期命名为《余子维先生纪念专刊》加以纪念。医学教育家颜福庆为专刊题词"以身作则"，著名医师金鸣宇题词"求科学之真理，以遗体供牺牲，利人利世，先觉先知。大哉！先生精神不死"，余子维先生无私奉献的精神深深感动了他们。

余子维志愿捐献遗体的行为产生了巨大的感召力，医界人士追随效仿者逐渐增多。毕业于上海南洋医科大学，曾历任黄埔军官学校医官、国民革命军第五军医官等职位的金守钦，在弥留之际"嘱以遗体解剖，骨骼为标本……将尸体送浙江省立医药专科学校解剖"。他的遗体于1933年5月11日被解剖。1937年，中医医师叶古红于死前三日，曾手书遗嘱，请两友证明，赠中央医院解剖，供全球学术之牺牲。于逝世第二日，他的遗体由中央医院检验主任康熙荣大夫在该院施行解剖。当时之人纷纷称赞叶氏肯摒弃封建落后思想，为医学研究牺牲躯体，这种做法大大鼓舞了同道医师，促进中医打破与新式医学的隔膜，有利于促进中医改进，建设中华本位医学。

自愿献出遗体
——著名新闻学家戈公振先生

学医之人自然知道解剖的重要性，因此有很多医学方面的从业者选择捐献遗体。相比之下，非从医人员立遗嘱自愿被解剖更令人感慨，在这其中，首开其先的是戈公振先生。

戈公振先生是著名的新闻学家，中国新闻界的一颗巨星，在《时报》工作长达十五年之久。他生前立下遗嘱，要求将遗体捐献，他的遗体于1935年10月被解剖用于医学教学。在近代，虽然只有以上屈指可数几人立下遗嘱，自愿献出遗体以供解剖，但这也对中国医学研究作出了巨大贡献，对鼓舞后世遗体捐献、建立完善的遗体捐献体系有着重要的启迪作用。

投身教学事业
——著名病理学家、医学家谷镜汧

新中国成立后，著名病理学家、医学家谷镜汧认识到尸检工作的重要性，他积极向社会宣传呼吁推动我国尸检工作顺利进行的深刻意义，甚至在弥留之际，也不忘嘱托后人对自己尸体进行尸检。中国志愿捐献遗体以供医学病理解剖的伟大精神，正是在这些无私奉献、心怀大爱的医务工作者以身作则的践行下，得以发扬光大。我国的遗体捐献事业才能代代延续，薪火相传。

敬畏生命　爱在前行

第章

解剖学这一路走来，不可不谓筚路蓝缕。让人们坦然接受现代医学研究的方式并加以学习应用，是对中国传统观念的巨大挑战。从"尸体解剖"到"遗体捐献"，都是对国人思想伦理观念的冲击。由此可见，志愿捐献遗体的理念深入人心仍是一个长期的过程，但近现代志愿捐献遗体者身上所闪耀的精神，必将穿透历史时空，照亮中国医学前行的道路。

第二节　国内遗体捐献发展概况

① 代波，汪克建，左尧彬，等.重庆医科大学遗体捐献工作40周年的总结和思考[J].解剖学杂志，2020，43(2):166-168.

进入 21 世纪后，随着宣传方式愈加多样，制度体系完善及其他各方面的积极因素，遗体捐献事业的发展速度相较之前有了更高的飞跃和更快的进步。

遗体捐献真正在祖国大地生根发芽，始于 20 世纪 70 年代，这时出现了人们志愿捐献遗体用于解剖教学和科学研究的情况。重庆医科大学在 20 世纪 70 年代末开展遗体捐献工作，并于 1980 年 9 月 2 日接受第 1 例捐献者遗体①。在这之后，上海市首开先河，当地卫生局依托上海红十字会，首先在全国范围内接受遗体捐献，并开展区域性遗体捐献和调配工作。

② 刘俊华，张会保，汪爱国，等.第 870 例遗体捐献者登记资料的统计与分析[J].南京军医学院学报，2003,25(4):226-228.

进入 20 世纪 90 年代后，北京、上海、南京等城市开始大规模地接受志愿者的遗体②，但这个时期大部分接受遗体捐献的机构由地方的社会组织，如红十字会、大型医院及高校医学院等承担，缺少科学统一的管理方式，规模也有限，且无专门的法律法规予以保障。1999 年，北京市红十字会发布《北京市接受志愿捐献遗体暂行办法》，使遗体捐献模式向合法化、透明化方向迈进。2000 年，上海市通过《上海市遗体捐献条例》，遗体捐献工作被纳入法治化轨道，这是我国第一部地方性遗体捐献立法，对于遗体捐献事业的推进具有里程碑式的意义。在这之后，我国其他城市也相继起草遗体捐献条例，并不断根据遗体捐献工作的实施情况对条例进行修正。到目前为止，上海、北京、广州、山东、深圳等二十多个城市都制定了遗体捐献条例。

地方政府相继起草条例为遗体捐献工作保驾护航，足以说明遗体捐献工作的重要性。而积极奔走从事遗体捐献相关工作的专业人员，为遗体捐献事业群策群力的社会各界人士，则是遗体捐献事业得以不断发展前进的重要功臣。尽管我们国家的遗体捐献事业起步晚，发展过程也存在难以完全克服的天然阻碍，但仍在无数人的努力和奉献中取得了可喜可贺的进步和成绩。有数据统计表明，在遗体捐献事业起步之前，我国临床患者死后解剖遗体用于医学研究的频率极低。从新中国成立到 20 世纪 90 年代初的四十年间，解剖的数量仅有 4000 例左右[1]。这个数量显然无法支撑现代医学教学的发展，也说明推进遗体捐献这一事业的艰难。截至 2018 年底，上海市遗体捐献累计登记 51912 人（遗体 41415，角膜 10497），累计实现捐献 11546 人（遗体 10841，角膜 705），遗体捐献登记数与实现捐献数约占全国的 1/3。上海交通大学医学院 2018 年和 2019 年分别接受的捐献遗体为 187 例和 179 例。《重庆市遗体捐献条例》于 2005 年开始实施，实现遗体捐献数从 2005 年的 57 例增长到 2018 年的 192 例，遗体捐献登记数从 270 例增长到 479 例[2]。这足以说明尽管遗体捐献事业道阻且长，但只要社会各界团结一心，勠力前行，终究能让这份事业取得卓越的进步。短短几十年便能够取得这样的进步，更能证明有许多人为这份事业无私奉献，殚精竭虑。

虽然遗体捐献事业发展良好，但仍不能满足需求。于"外

① 马爱荣,胡晓栋,郁松,等.中国遗体捐献历程回顾及现状分析[J].解剖学杂志,2020,43(2):164-166.

② 代波,汪克建,左尧彬,等.重庆医科大学遗体捐献工作 40 周年的总结和思考[J].解剖学杂志,2020,43(2):166-168.

敬畏生命 爱在前行

第章

① 柏宁,孙福川,岳长红.我国遗体捐献现状及其制约因素的研究[J].中国医学伦理学,2005,18(4):59-60.

② 张安勇,崔益群,吴伟风.解析遗体捐献瓶颈的成因及解决措施[J].中国医学伦理学,2009,22(2):101-147.

部"而言,相比其他国家,我们的进步显然不能弥补差距。许多西方国家的遗体捐献事业开展早、成形快,时至今日,已经是具有相当规模的成熟体系。20世纪50年代时期的苏联,对死者遗体的解剖率高达90%[①],其他许多国家的遗体捐献率也保持在30%～80%。从数据来看,2009年时,我国遗体捐献登记人数仅占全国人口总数的0.01%左右,而实际捐献数量也仅占登记人数的4%～20%[②]。我国是人口大国,若要通过数据衡量遗体捐献事业的发展情况,只通过百分比显然有失公正。但百分比差距如此之大,也能说明我们在遗体捐献事业上与其他国家的差距。

于"内部"而言,我国是人口大国,面临的疾病更复杂,需要进行的医学研究更丰富、更繁杂,需要培养的医学人才的数量也更多。与此同时,遗体捐献又是当前进行医学研究的唯一的直接合法渠道。因此,说遗体捐献关乎我国整个医学事业的发展前途也不为过。显然,当下虽然有一部分机构通过更科学合理的方式探索出了一些推广遗体捐献的有效方法,使当地的遗体捐献事业取得了突出的成就和进步;但不可否认,仍有相当数量的机构,无法通过遗体捐献渠道获取足够数目的遗体以进行医学研究和教学使用,从而阻滞了医学事业的发展。时至今日,如何进一步推广遗体捐献,构建更科学完善的运作体系,仍是整个社会需要着重探讨并且亟待解决的关键问题。

我国遗体捐献事业的推进仍然面临许多问题。

法规建设滞后。我国遗体捐献事业已经开展几十年,至今仍然没有统一的、完善的遗体捐献法律。1984年中国政府颁布了《关于利用死刑罪犯尸体或尸体器官的暂行规定》。该条例成为我国利用死囚器官的法律依据。2007年3月国务院通过了《人体器官移植条例》,对遗体捐献进行了规范。

2023 年 10 月 20 日国务院第 17 次常务会议通过《人体器官捐献和移植条例》，进一步规范和促进器官捐献事业。但总体来说，法规建设仍需继续加强。

体系亟待完善。对于遗体捐献领域而言，全国上下不存在统一标准的机构，更无法形成统一的运作机制。因此不同地区乃至不同机构的架构及制度都存在差别。长期无法对机构进行规范统一，只会将遗体捐献的范围囿于固定的地理区域，难以进行深刻的借鉴和学习。

舆论宣传缺乏。在互联网时代，宣传方式多种多样，选择合理的宣传方式，能够帮助大众真正了解遗体捐献的全貌，消除偏见，让伟大的遗体捐献事业真正走入大众视野。然而支撑遗体捐献机构的往往是资金有限的社会组织，无法通过大量资金投入换取短期、高效、大规模的社会宣传，往往只能采用传统或是小规模的宣传方式，宣传的效果也无法达到预期效果。

捐献渠道不畅。遗体捐献的方法和流程具有差异性，而这种差异性会带来复杂性，使这项事业无形中被增加了阻力。舆论宣传缺乏，会使一些有遗体捐献意向的人或者有潜在遗体捐献意向的人无法顺利地、快速地联系到遗体捐献组织，从而阻碍了遗体捐献事业的实质性推进。

人文关怀欠缺。人文关怀欠缺本质上是因我国现有遗体捐献机构不成熟而导致的。遗体捐献是人的一生中最后一次实现人生价值。而其价值的实现需要克服重重困难，要说服自己的内心，要说服亲人和朋友，要有坚定的意志和为社会奉献的大爱之心，这份价值是夺目的、璀璨的，是对于捐献者来说再重要不过的。也正是由于这个原因，它需要见证者以虔诚的、尊敬的态度珍之重之。人文关怀不足，无异于是对捐献者奉献精神和行为的亵渎，长此以往，必定会打击民众支持遗体捐献事业的信念，对遗体捐献事业有害无利。

另外，最重要的一点，是传统观念的影响。

这是一种复杂的、难以用三言两语概括的观念。有人把它称为"身体发肤，受之父母"，有人把它称为"完肤，厚葬"，等等。一方面，保持完整的肉身是流淌在中国人民血脉中的，主动地将自己的尸身供给他人用作研究，想必是很多人仅凭想象就难以接受的画面。另一方面，中国人讲究死后要"认祖归宗""入土为安"，哪怕时至今日，因为时代变迁和城市扩张，火葬取代土葬成为主要的丧葬模式，许多人仍会希望死后将自己的骨灰埋葬在祖坟之中。相比之下，若是死后还要经历诸多"磨难"，想必很多人是难以接受的。

哪怕时代在进步，人们对事物的看法也随之进步、改变，但传统观念的撼动绝非一朝一夕。民众承认现代医学的合理性是一回事，但能够毫无保留地信任现代医学则是另一回事；民众接受医学研究和发展需要对人体进行解剖是一回事，但能够心甘情愿地成为死后被解剖的对象则是另一回事。往往人们在听到"遗体捐献"这几个字的时候，就萌生了退意。

由此看来，遗体捐献事业的发展所要克服的最艰难的一关便在此处。而这一关，横贯了中华民族几千年的历史，它可能是一场哪怕旷日持久也未必卓然见效的持久战。远水解不了近渴，人的观念一时难以改变，便解决不了遗体捐献"供不应求"的问题。遇到难以解决的问题，与其沿着原有的路线一去不返，不如尝试转换思路，尝试新的方法。

对于遗体捐献来说，观念这重关既然难以磨灭，不如借助"观念"的力量，用部分新的观念覆盖旧的观念。其实有些机构正在努力向着这个方向进行，并且取得了显著的成效。当我们把目光投向遗体捐献事业走在全国前列的北京，就可

① 孙璞玉.遗体与器官捐献者纪念空间的营造[J].北京社会科学,2018:119-128.

② 张翰林,唐珂韵,胡心至,等.风雨兼程20载:北京志愿遗体捐献总结与展望[J].基础医学与临床,2021,41(1):125-129.

③ 王乃利,穆瑞民,张迪,等.做好遗体捐献,促进解剖教学改革[J].基础医学与临床,2016,36:415-418.

④ 同②。

以发现遗体捐献事业之所以能够在北京有所发展,离不开多方面的积极求索。2004年,北京市红十字会在长青园修建志愿遗体捐献者纪念碑"生命"。每年,在北京完成遗体捐献的志愿者的名字在来年都会被镌刻在纪念碑上①。自2007年起,每年清明节前后,北京市红十字会、北京解剖学会相关人员及北京市各大医学院的师生代表都会齐聚长青园,举办"生命"追思活动,悼念捐献者,并向捐献者表达敬意②。在校园中,北大医学部组织学生走访捐献者的家庭,问候并感谢家属支持;在课堂上,教师播放纪录片、介绍捐献者生平;在活动中,医学生默哀鞠躬、向"大体老师"献花。北京协和医学院每年上解剖课前,都会举办开课仪式,师生向"大体老师"献花及默哀,老师寄语学生尊重爱护遗体,珍惜机会,奋发学习,传递博爱奉献的正能量③。

可见无论是社会层面还是在真正从事医学学习研究的高校师生,都对遗体捐献、遗体捐献者和遗体捐献者家属怀有崇高的敬意和真诚的感激。"纪念"在这里从来不是一种形式主义,因为遗体捐献者们也切切实实以自己的血肉之躯为国家发展作出了贡献。丰富的、真诚的纪念活动本身就是遗体捐献事业最好的宣传方式之一,这个过程实实在在地体现了遗体捐献者们生命最后的深刻价值和意义。在这样的努力之下,北京的遗体捐献事业也取得了喜人的进步。从2010年起,北京市遗体捐献项目的累计登记人数就已突破12000人次,此后每年新增登记人数都有一百多人,且捐献人数持续增长。从2011年到2018年,增长人数从142到306,可谓取得了飞跃性的进步;到2018年,北京市遗体捐献项目的累计登记人数超过25000,累计捐献人数为2962④,这极大缓解了北京地区人体解剖学教学标本不足的情况,为医学研究及医学教育事业的可持续发展奠定了良好基础。

由此可见，相比直接的科学知识、医学知识普及，用"人文"的方式加以影响不失为一种行之有效的方法。尤其是临终关怀、慰问家属，用这种看得见摸得着的方法镌刻下他们生命最后的价值。这些采用最多、应用最广并且最能打动人心的方式并不是在试图告诉人们：你们从前的观念和认知是落后的、错误的；而是用一种深根在中华民族文明血脉中的精神来感召，那就是大爱。

我国国情与其他国家不同，直接移植其他国家的思想观念，无异于矛与盾的激烈对冲，无法在短时间内为国人所接受。用我国本土文化潜移默化地抹除自身观念中落后的某些部分，更容易看到成效。

在我国遗体捐献事业的发展过程中，一部分人越来越明白、理解现代医学的发展，明白了遗体解剖对科学发展的重要性，从而顺利地克服了心理难关，坦然决定捐献遗体；与此同时，一定也有很多人并没有完全克服心理障碍，也并不完全懂得自己捐献的遗体到底能用于什么研究，但他们仍然选择捐献遗体，那是因为他们怀着对国家、党和社会的信任与大爱，明白自己的行为有益于国家有益于人民，于是说服自己作出这样的选择。因此，这场"观念"的角斗，并没有以西方现代医学精神取代中华传统观念为结局，它揭示了另外一种可能——更具有普世性的、感召力的精神力量的出现。

如果要用几个词来概括中国遗体捐献事业的道路，两个词便可以大致概括。

第一个词是筚路蓝缕。中国遗体捐献事业起步晚，发展困难，这条路上有一批满腔热血的工作人员和伟大无私的遗体捐献者保证了它能在中国生根、壮大，成为中国医学科学发展中不可或缺的一环。哪怕在经济发达的今天，用这个词形容遗体捐献事业也毫不为过。它没有爆点流量，没有资本加持，推动它的是一群默默无闻的、行迹在中国每一寸土地上的平凡的人，他们只能靠有限的力量在有限的天空下，为遗体捐献事业不断地争取一点，多争取一点，再争取一点，努力点亮一簇簇星星之火。

第二个词是任重道远。遗体捐献事业的重要性无须多言，对比现在的遗体捐献事业的发展情况，我们还有很长的路要走。尽管我们一直在进步，不断地寻求更合理更高效的方法，但效果仍然有限。这都是事物发展初期可能经历的情况。我们一定要认清遗体捐献事业对社会发展的重要意义，本着"路漫漫其修远兮，吾将上下而求索"的信念不断激励自己。随着时代的进步，遗体捐献事业必定能向着更好的方向发展。

第三节　遗体捐献的重要意义

遗体捐献，功在当代，利在千秋。然而，由于种种原因，倡导及实施遗体捐献在我国依然是任重道远的事。本节主要从医学、法律、社会意义与文明进步、伦理学四个维度来阐述遗体捐献的重要意义。

1. 遗体捐献的医学意义

2020 年初，新冠肺炎疫情突袭武汉，全国千里支援武汉，成千上万的医护工作者、志愿者、城市管理者日夜战斗在抗疫前线。在第一例新冠肺炎遗体解剖后的 12 天，《新型冠状病毒死亡尸体系统解剖大体观察报告》就发表在《法医学杂志》上，为之后危重病人的治疗提供了重要的依据。新冠肺炎疫

敬畏生命　爱在前行

情的遗体捐献者从某种意义上说也是这场"战争"中牺牲的烈士。

医学意义上的遗体捐献大致分为两部分：临床的器官捐献及医学基础教学所需的整体捐献。目前，已有大量捐献者在生前就已签署器官捐献志愿，死后将器官捐献给他人，使更多的患者得到救治。

据媒体报道：2019 年 1 月 27 日，中国女篮甲级联赛的全明星赛上，一支 5 名业余选手组成的临时球队，受到邀请与职业女篮打了一场表演赛。他们没有花哨的球技，没有明星的光环，可他们出场时，观众席里却爆发出非常热烈的掌声。就连坐在嘉宾席上的姚明都站起身，向他们注目致敬。这支业余球队，由一名矿工、一名病人、一名学生、一名公务员、一名铲车司机组成。他们原本是散落在天涯海角的陌生人，却抹去了各自的身份，奔赴千里相聚在赛场上。这一天，他们有一个共同的名字：叶沙。

叶沙，一位风华正茂的少年，于 2017 年 4 月 27 日因颅内出血抢救无效而不幸离世。经过半小时激烈的思想斗争，叶沙的父亲作出了其一生中最难抉择的一个决定：捐献孩子的部分器官。于是，叶沙的生命在五个来自天南地北、素昧平生的个体上得以延续。康复后五人得知叶沙生平最大的爱好是打篮球。几名器官受赠者得知这一信息后，决定替叶沙完成生前的愿望。2018 年，他们的机会来了。中国人体器官捐献管理中心为他们专门组织了一场公益活动，名字叫作"一个人的球队"，2019 年 1 月受邀与职业女篮打一场表演赛，以此宣传遗体捐献的医学意义。虽然有些许凄凉，但这场比赛感动了无数国人，也推动了遗体捐献事业的前行。

整体捐献是另一种伟大的壮举。作为医学人体解剖课的教具，能够帮助医学生准确无误地掌握人体正常结构及病态变化，为以后更精准的疾病诊断、治疗打下了坚实的医学基础。这些遗体捐献者是人体解剖学实验课上的另一位老师，也是我们的无言导师。他们的存在可以帮助医学生们更好的学习，这是他们生命更好的延续，最璀璨的光辉。

捐献者遗体除了作为解剖学教学教具标本之外，同时也在临床治疗中发挥了重要的作用，如帮助眼疾患者重见光明。我国每年约有400万患者因眼角膜病变、外伤及其他原因导致失明，而仅有4000～5000例患者可通过接受角膜移植重获光明，绝大多数患者因无法接受移植而处在黑暗的世界①。可见，遗体捐献的数量越多，就有越多的人能够重见光明，这是遗体捐献者们实现生命价值的另一种途径。恩格斯说："没有解剖学，就没有医学。"从人类解剖学的发展史来看，没有对正常人体标本的解剖观察学习，就不会有现代医学；没有尸体，解剖学实验课势必会成为无源之水、无本之木，难以正常进行，对医学生的培养也就成了空中楼阁。只有通过人体解剖标本实践操作，才能真正了解和熟悉人体的正常结构，才能更好地学习病理生理等一些基础课程，为以后掌握临床知识、成为一位合格的临床医生打好基础。良性循环，才能使医学健康顺利发展，使医疗水平更上一层楼。古有诸葛亮"鞠躬尽瘁、死而后已"，而今这些遗体捐献者"死而不已"，死后仍为我们医学教学作出贡献。没有他们的奉献，医学就像一棵断根的大树，其生命将会受到威胁；没有他们的奉献，医学将难以发展；没有他们的奉献，就无法掌握正常或病态的人体生理结构，也就无法正确地诊断病理、疾病，更无法实施更好的治疗。

近年来，随着社会的不断进步，医学基本知识的普及，越来越多的人已经意识到遗体捐献是一种利人利己的行为，可以为社会作出更大的贡献。因此，越来越多的人逐渐加入

① 赵健，吴锋，李强，等.浅谈遗体捐献在医学教育中的重要性[J].医学理论与实践，2017，30（12）：1753-1755.

遗体捐献的行列，大大缓解了解剖实验课上尸体短缺的现象。

遗体稀缺，捐者伟大！因此，我们应当给予遗体标本充分的尊重。如何尊重他们？首先在解剖学实验课上，教师在传授知识的同时，应首先对学生进行医学伦理道德教育，培养学生良好的学习风气。教师在示教时应以身作则，要告知学生尊重遗体、爱惜尸体标本，杜绝任何不尊重捐献者的语言和行为，不拿尸体开玩笑，认真仔细观察和操作，并让学生学会感恩我们的无言导师。正是由于捐献者的无私奉献，才保证了解剖教学课程的顺利完成，才使得医学生们能够掌握人体的正常结构；有了扎实的解剖基础，才能得心应手地应用于临床和教学，才能真正做到"救死扶伤，治病救人"。他们贡献自己，拯救他人，推动了医学科学进步，造福后代、利国利民、千秋万代，这种精神是社会文明进步的体现，对推动全人类医学的进步发展有着极其重要的意义。其次要提高学生的人文素养，感悟对生命最全面、最透彻的理解，激励更多优秀的学生献身医学事业。医学的本质是给予患者肉体治疗与精神抚慰。肉体治疗尚有标准可循，但精神抚慰是个值得深思的难题。在很大程度上，医生的人文素质决定了其对病人精神抚慰的能力[①]。教书容易，育人难。教学过程中，理论知识和操作技能具有统一化的模式和标准，易于被学生接受和掌握。而人文素质作为一种高尚的情感，区别于技术与理论性的事物，它必须是埋在心底，自然流露的一种美好的精神活动。由于人具有各异的精神情感特点，因此，人文的培养必须突破传统的教学模式，外在地帮助学生主动发现、思考、感悟、净化自己的心灵，这样才能达到育人的目的。遗体标本是解剖学学习过程中必须用到的教具，在教学中围绕标本和遗体具备的"人性光环"开展一系列人文活动，能营造良好的人文氛围，唤醒学生的人文情怀。通过开展以遗

① 杨秀兰.医学的人文性和医生的人文精神[J].医学与哲学，2004,25(5):42-43.

体标本为主题的、充满人文气息的活动，打开学生心门，让学生用心感触人文情怀，能无形中激发学生主动思考人文问题，提高个人精神境界。同时，这些活动能够锻炼学生各方面的能力，加深学生对医学的本质认知，提高学生的人文素质，这对医学生的培育意义非常重大。当然，育人之路是一个漫长的过程，需要不断探索与实践，相信随着医学人文素质教育逐步推广，医学生终将能把医学的本质诠释出来。

2. 遗体捐献的法律意义

目前全世界已有近 2000 家人体"组织库"，组织库具有采集、加工、储存和综合使用的认证资格。全美最大的组织库"Life Net Health"自成立以来救治成活的患者有 6000 多例，治愈患者 170 万例。欧洲 BIS 基金会于 1989 年在荷兰成立，负责角膜、皮肤、骨骼、听骨、心瓣膜等组织的移植，并可贮存这些组织待用。只有 900 万人口的比利时拥有 13 个医用人体组织材料库，每天提供 500 件组织材料制品供临床医疗使用，为医疗事业作出重要的贡献[1]。以上各例中遗体捐献占据器官组织来源的绝大部分，可见依法合规的遗体捐献意义重大。

遗体保护主要是防止遗体被非法侵害，死者的人格利益涉及私法上的利益，按照私法自治的原则，只有是死者本人、其近亲属的真实意愿或遗体管理人根据相关的规定在不违反公序良俗的情况下，遗体捐献才合法[2]。可见遗体捐献与遗体保护并不冲突。随着器官移植技术日益成熟，以前几乎没有或者完全没有价值的人体器官在现代高度发展的商品社会中需求巨大，遗体捐献就显得更加重要。由于我国在对待这类问题上并无明确规定，加上传统文化观念影响，我国的遗体捐献制度建设可以说进展较为缓慢。国家层面应该出台相应

① 姚瑶.论心死亡遗体器官捐献:以生命伦理学为视角 [D].天津:天津医科大学,2012:28.

② 余江龙.遗体的民法保护研究 [D].重庆:西南政法大学,2015:7-9.

① 黄丁全.医疗、法律与生命伦理 [M].北京：法律出版社，2007：219.

的政策甚至是立法来促进并规范遗体捐献。在一定条件下，有关部门可以优先处置遗体，并通过立法鼓励遗体所有人及死者本人在死后捐献自己的遗体，当然必须绝对禁止遗体器官进入交易市场。我国在 2006 年出台的《人体器官移植技术临床应用管理暂行规定》对器官捐献做了比较详尽的规定，但并未涉及遗体器官的捐献、摘取等。在这方面国外的做法比较成熟，如美国设立有器官组织银行，依据美国器官组织银行协会（AATB）的定义，所谓器官组织银行是指提供一种（或多种）从生命体、遗体取出，用作移植的器官或组织机构，业务包括评估器官提供者的适合性，以及回收器官组织、加工、保存、贴标签、运送等内容。①允许遗体器官进入市场交易暂不符合我国的具体国情。一方面器官交易在我国易导致的伦理、经济和政治后果还没有准确评估；另外一方面一旦器官商品化，由于器官巨大的商业价值势必会引起更多的犯罪行为，所以目前应当绝对禁止人体器官进入交易市场，这不仅是社会秩序和公序良俗的内在要求，而且也有利于维护死者近亲属的利益。对于从遗体中摘取器官，应当考虑死者本人生前的遗嘱和死者近亲属的意愿。需要注意的是，从遗体中摘取器官应当尊重死者的人格尊严并不得违反社会公德和公序良俗。遗体捐献是一项复杂而又庞大的工程，包括捐献的条件、法律责任、医疗技术等。一些国家在这方面的规定、制度体系值得借鉴。它们采取"普遍"登记制。同时，它们建有独立、统一、公开的"器官获取与移植网络"，以保障器官资源分配公平。遗体捐献立法方面欧美国家比较成熟。以美国为例，美国各州在 20 世纪 50 年代就有对于遗体捐献立法的相关规定，美国政府 1968 年出台了《统一尸体提供法》（Uniform Anatomical Gift Act），是各州遗体捐献统一的规定。其中规定生前捐献遗体者需年满 18 岁且为精神正常之人。提供方式分遗嘱和其他书面形式，驾照卡片的背面用以注明自愿提供。我国在遗体捐献的立法上可以借鉴《献血法》及美国《统一尸体提供法》的立法模式，以国家政策优惠为基础，给予遗体捐献者及近亲属一定的物质及精神奖励，并建立对于捐献遗体的管理体系（如建立遗体保存库）。

目前，我国器官捐献率较低，为 0.6/100 万人，欧美国家则比较高，西班牙达到了 7/100 万人，为我国的 12 倍左右。另外，我国的器官供需极度不平衡，器官供需比为 1∶30，而美国是 1∶5，英国是 1∶3。低贡献率加上高需求使器官捐献体系危于累卵。2009 年以前我国器官移植供体来源中，死刑犯器官占到了 65%，活体器官为 28%，自愿捐献仅有 7%。这也使得从 1984 年关于死囚器官利用的红头文件施行到 2015 年才全面停用。政策饱受诟病却难以刹车，这也是器官长期需求较大所引起的恶果。长期以死囚器官作为主要器官来源如同饮鸩止渴：其一，死囚的自由受到限制，生命权被剥夺，难保违逆死囚意愿；其二，用于移植的器官不能有残存的药物，这会导致以注射执行死刑方式难以进行，而在越来越注重人权的今天使用注射的死刑方式是势在必行的；其三，尽管器官被禁止进入交易市场，但有需求就有利益，有利益就会催生违法行为，难免在执行中或迎合移植需要中产生腐败，从而影响司法公正；其四，长期由死囚供应器官的模式导致自愿捐献可有可无，使得公民自愿捐献既无压力也无动力。所以停止死囚器官利用的同时我们必须提高自愿捐献的比例，鼓励大众自愿捐献。

诚然，以经济鼓励作为自愿捐献的条件可能会催生犯罪行为或有损伦理道义，有将生命物质化的争议，但我们不能因此而否认背后所体现出的社会正能量。我们应当给予捐献者精神上的奖励或给予某些政策性的优惠，或者在捐献者遇

敬畏生命　爱在前行　第章

到困难时，可以由国家给予他们一定的经济资助等。此外我们可以考虑建立一种社会公益性组织，比如国家建立器官捐献库，建立器官供需专业网站，定期公开信息，对于需要者可以登记并申请取得供体器官，从而形成一套比较完整规范、公开透明的器官捐献体系。

综上所述，由于器官需求的与日俱增，遗体捐献的作用日益凸显。对社会来说，人体解剖、人体器官移植等都需要大量的遗体源。遗体捐献是社会医疗卫生事业发展不可或缺的一环。对个人来说，遗体捐献是高尚人格的体现，是一种对自身、对社会乃至对自然的一种科学的态度和认知。我国大多民众普遍没有捐献遗体意识，甚至有抵触情绪，这与传统文化的影响分不开。这就更需要国家、社会公益组织花费大力气驰而不息地宣传、普及、推广，另外也需要从制度上、法律法规层面来鼓励遗体捐献。当然也要防止有可能产生的负面影响，如金钱奖励可能会使遗体捐献违背死者的意愿，使遗体捐献间接演变为一些人的牟利工具。我国在遗体捐献制度方面还不成熟，这需要我们不断探索，吸收成功经验，逐步完善。

3. 社会意义与文明进步

随着医学教育事业在我国的蓬勃发展，以及人们的法律意识不断增强，医学院校供解剖用尸体需求增加，而来源严重不足，已成为当前乃至今后必须解决的问题之一。开展无偿捐献遗体，通过法律的途径解决尸体来源，是一项崇高的公益事业，它不仅能解决当前医学科研院所教学和科研尸源不足的问题，而且对社会主义精神文明建设、移风易俗、殡葬改革都有着重要的现实意义。此项工作一直受到党和国家领导人的大力支持及媒体的高度关注。

1983 年 8 月 16 日，《人民日报》发表了《把遗体交给医学界利用的倡议》一文，杨尚昆、胡乔术等 24 位中央领导同志在文中签名。1986 年 9 月 16 日，《湖北日报》报道了朱裕碧博士将遗体捐给湖北医学院的消息。1998 年，湖北竹溪县农民陈映隆走完了人生路，按照他的遗愿，遗体被无偿捐献给十堰市人民医院，受到多家媒体的跟踪报道。媒体大量的宣传报道促进了遗体捐献工作的开展。

在开展无偿捐献遗体工作的过程中，我们始终能感受到中国传统伦理观念对这一事业产生的负面影响，同时也深切感受到马克思主义辩证唯物史观对遗体捐献事业产生的积极推动作用。

我国正处于社会主义初级阶段，虽然封建制度已被推翻一百多年，但传统的封建伦理道德观念在部分人的脑海里仍是根深蒂固的。人来于自然，回归自然。开展无偿捐献遗体，捐者及其亲属必须要面对各种各样的压力，突破传统观念的束缚，为殡葬改革树新风，为社会主义物质文明、精神文明建设作出贡献。无偿捐献遗体事业依然任重道远。

在器官捐献领域，西班牙是当之无愧的领先者，法国名列第二，德国、荷兰、奥地利组成的欧洲器官移植集团位居第三，第四是英国。美国是世界上最早开展器官移植及移植数量最多的国家，早在 1968 年就出台了《统一尸体提供法》，后来又出台了《国家器官移植法》。这些国家在遗体捐献这一方面的法律制度制定相对完善，目前的法律程序体现在两个方面：一是完善遗体捐献的程序，重点加强知情同意权和强调退出权的建立；二是通过政府及社会的投入保障遗体捐献实质工作的开展，引入配套平台设施。尤其值得注意的是，国外遗体捐献不仅只是体现在登记志愿遗体捐献及后续工作上，在遗体捐献机构内遗体捐献者自主选择的要求及患者逝

敬畏生命　爱在前行　第章

世前的支持性治疗等临终关怀政策的实施更加反映了这一点。正所谓先有社会、后有法律，融入人文情怀能带来更持久的社会动力。

若从我国优秀传统文化出发，基于传统文化进行医学伦理探析，抛开根深蒂固的封建思想，遗体捐献应充分灌注人文情怀和人文关怀等内容，而与遗体捐献相联系的医学伦理"医者仁心，仁心仁术"无不体现出一个"仁"字。"仁"是中国传统文化下的理论精髓。"仁"继承和发展了儒家学说的思想。传统文化的医学伦理方面与现代社会主义法治理念所强调的医学教育有着共通点。应确立更多的医学伦理原则，汲取优秀的传统伦理精神，弘扬现代社会强调的人文特色，才能构建更和谐的遗体捐献体系。在医学教育及遗体捐献过程中对生命的敬畏、对奉献精神的感激、对遗体捐献者的尊重和崇敬，都该成为医学道德教育中不可或缺的部分。从法律角度来看，遗体捐献也是公民生前人格权的延续。

古今中外，无论是平民还是达官，是穷苦还是富贵，是凡夫还是名流，都有一件事不可免，那就是死亡。死亡是每一个人生命的终点。"死去元知万事空""黄泉路上无老少"，当死亡降临到一个人身上时，那这个人的个体生命就完结了，一切肉体与精神的生命活动就都不存在了。仅剩下一件事，就是遗体的安置。在汉民族的传统文化中"入土为安"——土葬是最古老且影响最广的殡葬形式。但作为多民族国家的中国，还有多种殡葬形式，比如火葬（佛教）、水葬（把遗体投入江河大海中）、天葬（任凭猛禽飞鸟啄食）、悬棺葬（福建等地方山崖洞中有神秘的悬棺遗迹），等等。各民族的文化都有其发展的历史和民俗，我们不应该人为地否定其中的某种形式。文化总是会随着社会发展不断进步，比如现今我们提倡火葬、海葬、树葬、鲜花葬……"悄悄的我走了，正如我悄悄的来；我挥一挥衣袖，不带走一片云彩。"以现代文明观的角度重新审视丧葬文化，"厚养薄葬"是一种注重实际的文明行为，也是一种重要的孝道体现。当然，旧文化、旧事物、旧的伦理道德不可能轻易退出历史舞台。例如，虽然改革开放已经四十多年了，可是随着经济的大发展，一部分消极落后的、与先进文化背道而驰的旧殡葬陋习又死灰复燃。有人大量占地造墓、炫富挥霍……这些行为与社会的文明进步格格不入。有些子女在老人生前未尽孝道，在死后却大操大办，毫无意义。有位80多岁的李姓老奶奶，生前与老伴及唯一的儿子共同立下遗嘱：死后不办丧宴，不做法事，遗体直接火化安葬。但在李奶奶去世时，当她唯一的儿子向李奶奶娘家人告知老人的遗愿时，李奶奶娘家人却坚决不同意，认为这是对李姓娘家人的极大不尊重。最后，老人的儿子和老伴在万般无奈的情况下只好按照当地的风俗习惯操办了三天，花费数万元。

由上例也可看出，在死亡和遗体处置上除旧布新、革故鼎新，任重道远。遗体处置的简单化、科学化，既节约人力物力，又文明卫生，值得在全社会大力推行。殡葬形式最彻底、进步的改革，就是遗体捐献。因为这意味着：一个人在个体生命完结之后，仍然为活着的人们服务——"遗体捐献"有利于解剖科学和医学教学事业的发展，而与"遗体捐献"相关的"眼角膜捐献"，则可以使得一部分失明的患者重见光明。对社会来说，遗体捐献对社会医疗卫生事业有极大的贡献。对个人来说，遗体捐献是高尚人格的体现，是对自身、对社会乃至对自然的一种科学的态度和价值观。

遗体捐献是利人、利众、利族、利后人的高尚活动，理应蔚然成风。通过一代又一代人的长期努力，遗体捐献也一定能够与整个社会的文明进步相协调。遗体捐献，难不难？

　敬畏生命　爱在前行　第章

如果科学普及不到位，广大民众的观念不改变，相关的捐献手续繁杂麻烦，特别是各级领导、共产党员、共青团员、科研教学工作者不带头，那就一定非常之难。反之，就不难。在遗体捐献问题上，首先要普及的就是"义利观"。遗体一经捐献，作为志愿者和完成者本人，是彻底"无利"的，但对于受惠得益的他人与后人，却得到了难以用金钱物质来衡量的巨大利益。这就是大义。

死去的人能以什么形式"活"在人间？遗体保留不易，很快就会腐烂殆尽；坟墓也不能长久留存，因为终将被夷为平地。从人类数千年的历史维度观察，地球上曾经出生数以千亿计的生命个体，但它们最终都化为磷碳化合物，回归大自然，唯有人的思想、品格、事业、精神能够在历史和人们的记忆中，相对长久地留存一段时间。有的人死了却还如同活着——因为他（她）有价值。有的人活着却如同死了——因为他（她）没有价值。美国思想家、政治家、科学家富兰克林说："若你希望死后仍不被人们遗忘，那么就写一些有价值的东西让后人去读，或者做一些有意义的事情让后人去写。""写一些有价值的东西让后人去读"对普通人而言或许不实际，但"做一些有意义的事情让后人去写"，就差不多人人可为。比如我们在所从事的社会职业过程中产生了有社会影响的事情、成绩等，其中当然也包括走到生命尽头的遗体捐献。

4. 遗体捐献的伦理学意义

"心死亡遗体器官捐献（Donation of Cardiac Death，DCD）是一种遗体器官捐献的实践，其捐献的器官是取自依据传统心脏停跳和永久性循环终止的相关标准被宣布去世的人。"①可以说，心死亡遗体器官在器官移植临床上的使用，

① 黄洁夫.推动我国器官移植事业健康发展的关键性举措:心死亡遗体器官捐献试点工作原则性思考[J].中华器官移植杂志,2011,32(1):3.

并不是一种新兴技术。甚至可以说早期用于器官移植的大部分器官都来自以心脏停跳作为判定死亡的遗体器官。心死亡遗体器官捐献概念的界定经过了一个相对长久的演变过程，起初人们判定死亡的标准是以呼吸停止、心脏停跳为界限的，但当时并没有过多的对心死亡以外的其他研究的讨论，因此所谓摘自遗体的器官就是心死亡遗体的器官，两者概念无异。

心死亡遗体器官捐献模式的推广，是应用伦理学的研究客体，它不同于一般的道德行为，不仅涉及伦理价值的讨论，还涉及实际应用的指引。心死亡遗体器官捐献是一种医学、伦理、经济与政策的混合客体，是人体与个体之间的关系行为，甚至将演变为一种群体性的宣传政策，其在现今的社会背景下、在中国本土范围内，是否"应然"及其是否具有更深远的伦理价值确实都是需要在政策实施之前给予伦理讨论的。

一项具有道德意义的科学研究，在辨析行为时，除了需要证明科学性，更重要的是要证明其行为的道德性。事实论证是价值论证的基础，但是事实的真伪并不意味着价值的善恶。心死亡遗体器官捐献作为医学与伦理的混合客体，无疑需要讨论关于其价值的善恶。价值是客体中所存在的对满足主体需要、实现主体欲望、达成主体目的具有效用的属性，是客体对于主体需要、欲望、目的的效用性，简而言之是客体对主体的效用[①]。价值首先是建立在关系之中的，是人与物之间需要与满足的对应关系，即客体能够满足主体的一定需要。其次，价值又是一种属性，区别于事物独自就具有的属性，而是建立在关系之上的属性。客体有利于主体需要、实现主体欲望因而符合主体目的的属性，叫作正价值；客体有害于满足主体需要、实现主体欲望因而不符合主体目的的属性，叫作负价值；客体无利无害于满足主体需要、实现主体欲望因而无关主体目的的属性，叫作无价值。价值从广义上

① 刘彤.心脏死亡器官捐献(DCI)的可行性研究[D].天津:天津医科大学,2010:27.

敬畏生命　爱在前行　第章

说应包含着两个互相联系的方面：一是客体的存在对主体的作用或意义；二是主体对客体有用性的评价。总而言之，从"价值是客体的关系属性，是客体固有属性与主体需要、欲望、目的发生关系时所产生的属性，是客体固有属性对主体需要、欲望、目的的效用性"的本质可以看出，在评判"应然"的过程实际上就是判断价值的过程。"是什么"是客体本身的属性，是价值的载体，而"应该怎样"则是对于主体的需要、欲望、目的来衡量，是价值的衡量标准。价值和应该的外延是相同的，正价值的东西应该做，具有存在的合理性；负价值的东西不应该做，不具有存在的合理性。

心死亡遗体器官捐献行为，作为一种奉献行为，一种利他主义行为，其所具有的精神内涵是被社会群体广泛接受和需要的。为何利他主义的精神是社会广泛需要的，具有普遍性呢？人置于社会，区别于其他生物的关键在于，除具有"自然属性"外还具有"社会属性"，"自然属性"表现在人对生存的需要，而"社会属性"则是源于群体健康发展的前提。人们在群体中生存不免受到外界、他人的帮助，人的行为不是孤立的，总会对他人和社会产生影响。如果，人凭着自己原始的欲望、目的去行事，在群体中很有可能侵犯他人及社会的利益，就会受到他人及社会的批判与排斥。此时，人不仅没有满足个人的目的和欲望，反而得到了与期待相反的效果。因此，人们需要约束自己的种种欲望，实现整体利益的平衡，从而间接满足自身的利益。从社会化行为中，产生了道德的需求，价值由此而生。人们对于道德需求产生了对于正价值的定义与判断，自身的发展与精神的完善内化为人们追求的正价值。社会这个主体期待的是能够满足社会集体利益需求和群体中个体外他人利益的需求的行为，当个体有"利"人的属性和功能时，就得到社会的肯定。社会会对这样的利他行为给予"善"的评价，得到一个正价值。由此可见，心死亡遗体器官捐献所具有的利他主义精神是具有绝对化意义的正价值。

宏观心死亡遗体器官捐献，不论从一般到特殊都能够得到道德层面的支持。心死亡遗体器官捐献微观视角的伦理价值在于捐者道德上的自我实现与受者生理生命的延续。

对于单个捐献案例而言，心死亡遗体器官捐献是客体对应着捐者和受者对应着主体。从捐者角度出发，似乎现实反映的是捐者在捐献过程中"伤害"了自己，个人利益受损，这明显不符合捐者所追求的个人利益。追求其本质又是如何呢？心死亡遗体器官捐献首先是一种行为，判定行为前要了解何为行为，行为包括动机、方式和后果。我们在评判行为是否具有道德价值之时也要从这几个方面考虑。从动机上看，心死亡遗体器官捐献是基于捐者自主的捐献行为，可以看到捐者在该行为的自主性，是捐者出于帮助他人的目的而成就的行为。由此可见，如果说心死亡遗体器官捐献实际上将捐者作为行为的手段而不是目的的论证就不攻自破了。心死亡遗体器官捐献中捐者自由的意志给维护捐者尊严这点奠定了基础，并且该动机具有利他的根本是普遍认可的伦理价值。从方式上看，有人会反驳这是侵害捐者利益去满足他人利益，并不符合伦理。但是，从对于死亡标准的论证来看，一是放弃治疗的捐者都是被判定没有机会恢复生命的患者，他们存在短期内死亡的必然性，并且通过法律上的限定、各种时间的限定、操作规范的限定等来确保不以加速患者死亡为目的，将捐献与谋杀严格区分开来。因此，行为方式中，并未采用以捐者利益换取受者利益的情况。从结果上看，捐者尽管可能一定程度上不能保证自己遗体的完整，但是对于这样的"损伤"可以被道德上的自我实现而抵消掉。就像先前所述，道

敬畏生命　爱在前行　第❤章

德的行为必然是约束个体欲望的行为，有时甚至是牺牲部分个人利益以达到集体或者他人的利益的满足，此时心死亡捐者正是牺牲了自己身体完整性的利益而满足了让受者重生的需求。捐者的行为能够得到社会群体的普遍的正向评价，是一种"善"举，捐者在捐献中达到了人在追求自身道德性的生命意义。由此可见，从捐者的角度看心死亡遗体器官捐献是满足其自身愿望与道德需求的，具有道德价值的。

从受者的角度，心死亡遗体器官捐献行为，其显示的价值更是显而易见的。从接受器官的目的上，受者希望能够通过接受器官获得身体的健康，减轻自身的病痛，改善生存质量。生命健康是人实现自身价值与社会价值的前提，所以其目的是"善"的。方式上，捐者通过手术的方式完成了捐献，手术本身是不具有善恶之分的，在此不必赘述。结果上，受者通过手术，接受了捐者的器官，有确切的数据显示尤其对于肾脏和肝脏的移植，心死亡遗体器官捐献者提供的器官和脑死亡遗体器官捐者的器官无异，不论是质量还是愈后效果都比较好。因此，通过手术受者有可能改善生存状态，延长生命。对生命的敬仰与崇拜，是伦理上永恒的价值判定。从捐者身上，受者能感受到奉献所带来的幸福之感，相信也会从捐者身上得到道德上的启示与鼓舞，重获新生。"一个人的球队"中，一名受者几年后离世，他同样捐出了自己的遗体，他的行为正是受到了捐者"叶沙"的启发与鼓舞。这种正向激励会如同滚雪球，会越滚越大。

综上所述，心死亡遗体器官捐献满足了作为受者改善生活质量，延长生命的需求，起到了正价值的作用。不论是从捐者角度或者是受者角度，心死亡遗体器官捐献移植皆能满足双方的目的、需求与欲望，是具有正价值的，可以得到伦理学层面的支持。

逝世后的器官捐献与"身体发肤，受之父母，不敢毁伤"的观念冲突该如何调和呢？这是在我国开展心死亡遗体器官捐献需要跨越的关卡，但并不是绝对性的、不能克服的阻碍。首先"身体发肤，受之父母，不敢毁伤"的思想是源于"孝"的思想。传统的宗法制度强调个体对于家族责任，任何个体都不是纯粹的自我，而是祖先生命的延续。这一观点在当时的背景下，是提醒人们要保重自身，担负起繁衍后代的神圣职责。在现今背景下，并不能拘泥于字面意义，如果仅受制于不能毁伤自身的字面说法，那么干细胞的捐献、献血甚至手术是否都应该被禁止？随着社会的发展，科学的进步，很多新的技术逐渐被人们所认知和接受。这些技术在过去的时代并未出现过，不能局限于当时认识下的思想加以理解。随着思想的自主进步和各种思想的碰撞交融，人们对待这句话的理解，实际上也在悄然改变。现今强调的生的重要和责任并不与死后的器官捐献相矛盾。汶川地震、洪水冰雪灾害、新冠疫情期间，我国人民为了救死扶伤可以置自己的生死于不顾，面对需要救治的白血病病人，多少年轻人自愿忍受额外的疼痛与伤害，献出了自己的干细胞，这样活着时候连健康与生命都可以奉献的民族，绝不会机械地去理解"不可毁伤"的表面意义，在生命终结后，吝啬自己已无实际意义的躯壳。捐献器官的意识不是与生俱来的，而是需要后天的教育与培养，西方国家器官捐献取得的成就也是国家、社会大力推动的结果。反观我国现阶段的思想意识，不难发现心死亡遗体器官捐献可以在其中找到价值共鸣之处。

"利他主义论无私利人的心理动因，无非两种感情。一种是源于个人道德需要的感情……为了完善自我道德品质，满足自我道德需要、道德情感。另一种是源于个人非道德需要的情感……报恩心，懂得他的个人利益是社会和人给予的；

敬畏生命　爱在前行

① 王玉钰:孔子死亡观的构建理路与审美价值[J].中国文化论坛,2010,2:91-93.

另一方面是因为他有同情心,能以己推人……"①心死亡遗体器官捐献者们无私利他的行为,其心理动因也是来源于此。我们看到了人们在实施利他行为的同时也满足了自身对于道德追求的情感,这种情感在道德主体价值追求之间是有共鸣的。为何古人云"天行健,君子以自强不息"。中国传统文化中鼓励自我实现的能动性与创造性,为何要自我实现?何为自我实现?自我实现的评定并不局限于个人能够满足生理需求、满足自己的物质需求,自我实现的价值在于外界的评价,在于对社会及他人的价值的创造。个体在自我"修身",自我道德提升后进一步修身来达到"齐家""治国"的思想影响着现代人,因为有一点是共识:个体离不开社会,为社会创造价值就是在为群体中的个体创造价值。"修齐治平""修己安人",我国传统思想教育人们要主动承担社会责任,这一观点一直影响至今。多数的现代人都希望能够通过不断提高自身的素质、技能和德行,以维护家庭的稳定和促进社会价值的实现,在社会价值实现的过程中达到自我实现的效果。其根源来源于人内心向善积极的一面,追求自我实现、维护家庭、创造社会价值成为人们追求成功的目标。可见在本土文化的背景下,个体、家庭的价值追求是和社会价值追求整体趋同的②。再观心死亡遗体器官捐献者们,那些徘徊在死亡边缘的待捐者们播撒了自己生命的种子,给那些曾经几近绝望的家庭带来了生的喜悦。捐献者的家人也从那些新生的生命身上得到了慰藉,因对捐献者奉献精神的尊敬而冲淡了失去亲人的悲痛。捐献者奉献的行为得到了全社会的尊重,给予了社会对于生命力量的震撼。心死亡遗体器官捐献在追求个体、家庭与社会集体价值的矛盾调和中得到实现。孟子讲:"人之有道也,饱食、暖衣、逸居而无教,则近于禽兽。圣人有忧之,使契为司徒,教以人伦——父子有亲、君臣有义、

② 王海明,孙英.寻求新道德:科学的伦理学之构建[M].北京:华夏出版社,1994:16.

夫妇有别、长幼有序、朋友有信。"可见，人之所以为人有别于禽兽，源于人追求道德的完善，追求理想人生。而从家族血亲之爱发展而来的社会泛爱的"仁"，才是人内心追求的道德的最高目标。在捐献者在有限生命中，捐者及其家属能够达到对于社会泛爱的"仁"的境界，接近"天人合一"生命体悟。生命意义之幸福，在其超越死亡、创造社会价值、达到自我实现之后得以实现。突破了物质自我，达到社会自我和精神自我的境界。心死亡遗体器官捐献者及其家属的道德践行和道德人格的社会价值的实现使之达到了真正的"君子之乐"。超越生命的幸福感、使命感，将个体、家庭道德追求和社会利益需求之间的缝隙抹平。尽管存在"仁"的层级之爱，但是对于更高境界的道德目标的追求，是人作为人的目标追求，不能因为这样的限制而停滞追求人生价值的脚步。因此，遗体捐献在我国拥有其最本源的精神价值土壤，是符合现今我国主流价值观的。人们内心的渴望和外在的恐惧的矛盾是可以通过恰当的引导来解决的。

第 二 章
点亮生命　播种希望
CHAPTER TWO

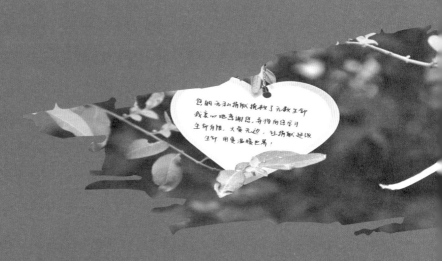

第一节　遗体捐献中感人至深的故事

框与影

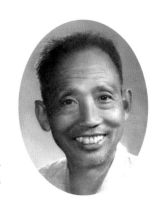

赵　诚

　　边框是摄影家构图的基础，而构图是摄影的灵魂。"世界是无边无际的，而照片有边框"，这是一句富有哲理的话，美国摄影家斯蒂芬·肖尔在他的《照片的本质》一书里将边框分为主动性边框和被动性边框。主动性边框：图像的结构始于边框并向内部发展。被动性边框：图像的结构始于影像

赵老师镜头下的
大雁塔

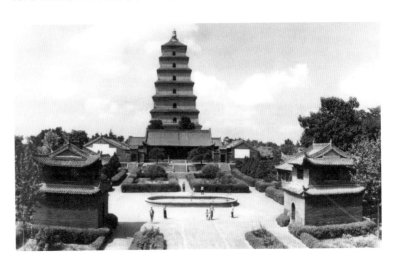

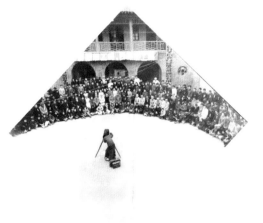

赵老师正在照百人大合影

内部，并扩展到边框。这些都是摄影家眼里的"框"，来展现事物不同的角度或深度。而我觉得我们每一个人都有自己的"框"，既有因相同的历史文化、风俗习惯、教育背景等因素所形成的被公众认可的行为准则，亦有因个体思想差异、不同奋斗方向而形成的自我世界观、人生观、价值观的突破。我们都在相同或不同的"框"里描绘自己的"影"。

赵诚，作为西北地区摄影界的老前辈，他的一生所形成的"框"就是爱岗敬业、勤劳朴实、无私奉献。生于1912年8月25日的赵诚在20世纪30年代由河北石家庄来到西安，刻苦学习摄影，掌握了精湛的技术，特别擅长转机大型摄影（拍摄大型合影，在摄影设备简单时期此项技术尤为重要）。

赵诚钻研好学，毕生从事摄影工作，技术精湛，一级摄影师，被尊为"西北地区一代宗师"。

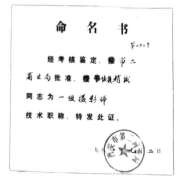

赵老师的技术职称证

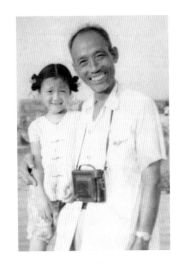

赵老师和他最心
爱的女儿

赵老师曾任西安红星照相馆主任、碑林区人大代表。他经历了西安发生的很多重要事件，拍下了一张张珍贵的历史资料。中华人民共和国成立后，赵老师又用相机见证新中国的成长，只要西安有重要会议或活动，必有赵老师到场拍照。

长期以来，赵老师担任西安红星摄影部的负责人，全身心投入工作中，兢兢业业、一丝不苟。为了发展摄影事业，他在工作期间收了很多徒弟，不仅传授他们摄影技术，还教他们做人的原则。他的徒弟很多都成为后来西北地区摄影行业的骨干。

赵老师的老伴因为脑梗卧床十几年，他一边工作一边照顾，毫无怨言。他既是严父又是慈父，对于子女的成长和教育付出自己全部的心血。他用实际行动在属于自己的"框"内添加一张张美丽的人生画面，就像他的摄影作品一样。即使在"文革"期间，他依然没有改变他的"框"，依旧爱祖国、爱事业、爱身边的亲人和朋友，依旧用照相机里的取景框选

赵老师光荣退休

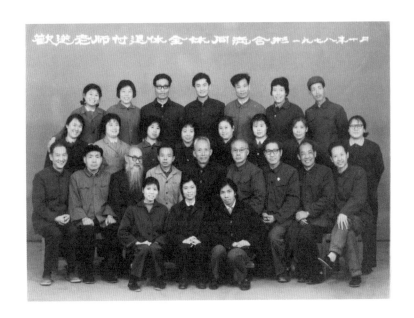

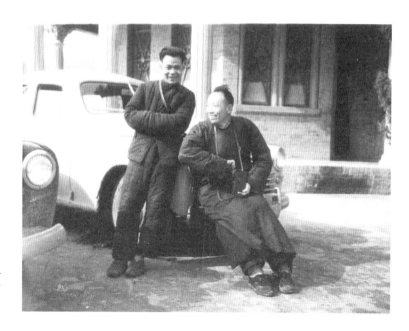

取身边的人和事，投入自己所有的情感，按下快门，记录下一幅幅经典的"影"。

有人说过："摄影家的能力是把日常生活中稍纵即逝的平凡事物转化为不朽的视觉图像。摄影师最终呈现给大家的影像，是通过不同的角度、不同的光线、不同的快门等诸多专业参数来形成的。摄影的意义，简单来说就是记录历史，让历史定格在一瞬间，让瞬间成为永恒。"人生何尝不是如此呢，学习、思考、实践、总结等也都是我们的参数，我们需要做的是如何在自己的"框"内运用好参数并有所突破，以及提升、形成自己永恒的"影"。

1985年，73岁的赵老师不幸身患重病，在与疾病做斗争的同时，他有了一个"超前"的想法：捐献遗体。那时，遗体捐献工作还没有全面开展，公众对遗体捐献还不了解，传统观念的大"框"依然笼罩着人们的思想。但赵老师的信念是坚定的，他决定在百年之后献身医学。想好了就做，他立遗嘱、办理公证,联系西安医科大学(现西安交通大学医学部),办理好所有手续后,他的病情也逐渐加重。1985年11月8日,他通过遗体捐献使自己的人生价值得以升华、使生命的意义得以延续。在西安医科大学的阶梯教室里,学校为他举办了隆重的遗体捐献仪式,他成为一名神圣的"无语良师"。赵老师生前用相机记录下一个个经典和永恒的画面,身后他用行动成就了自己的经典和永恒,让人们永远牢记于心。在陕西省红十字遗体捐献中心的遗体捐献纪念碑上,赵诚的名字在阳光下熠熠生辉;在遗体捐献纪念厅里,照片里的赵诚依然和蔼可亲。

社会之所以能不断发展、进步,是因为我们对优秀精神的传承和发扬。我们的人生就像一部相机,如何"框"定美好的表面和保持强大的内心,如何留下真实而永恒的"影",如何实现自我的突破和升华,都需要我们不断学习、思考和实践。医学是极富温情的,可生离死别对于一个个家庭来说很残酷。遗体捐献者们出于对后辈的殷殷期望,出于对国家发展、社会需要的支持,出于对医学发展、造福人类的心愿,选择将自己的遗体捐献,留给世界最后一丝光彩。医学温情的本色正是来自他们对生命的尊重,对死亡的淡然,来自一个又一个善意的大爱。像赵老师这样的"大体老师"们永远不会被忘记,他们的故事会被铭记,爱会永恒。

一个共产党员在生死关口唯一的托付

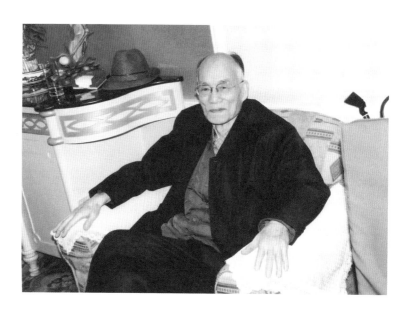

侯嘉颖

　　2007 年夏天的一个傍晚，一阵急促的铃声响起："您好，您是西安交通大学医学部遗体捐献办公室的徐老师吗？我是侯某某的女儿"，听筒里传来了一阵焦急而又悲伤的声音。"我父亲侯某某已经昏迷两天了，就在刚才突然醒来了不到十分钟，抓紧嘱咐'你现在就通知西安交通大学医学部的徐自力老师，让他们做好准备，我恐怕坚持不了多久了，如果我的遗体被推进太平间，他们接运可能就比较麻烦了，你现在就赶快联系他，一旦我去世，请他们及时从病房将我接走'。"之后老人又再次陷入深度昏迷之中……

　　据西安交通大学医学部遗体捐献办公室的徐自力主任介绍："在接到电话的片刻之后，我的脑海里闪现出一位清瘦老人的身影。他十个月前敲开了我们办公室的门。""这里是办理遗体捐献的单位吗？我想咨询遗体捐献的相关事宜……"在了解完遗体捐献的流程之后，老人领了两份捐献

讣　告

西安市房管局的领导和同志们，

亲爱了的朋友和邻居们，

所有的亲属亲戚和朋友们：

当大家看到讣告的这一天，我就到另一个世界去了。已经八十岁，虽然算不上高寿，但按照习俗也叫喜丧。因此大家可以纪念，也不要过分悲伤。我对丧葬的态度一贯是一贯的，一切从简，坚持殡葬改革，反对铺张浪费。我的遗体在世时已亲自申请捐献给医学研究之业，不保留骨灰，不设永久的或临时的灵位，不搞任何追悼等活动，免得劳动大家，也免得没必要的破费。

风韵潇洒朝天去，留影清晰在人间。

（侯嘉颖生前亲笔）

二〇〇七年五月二十日

讣告

申请表，离开了我们办公室。大约二十天后，老人又一次来到我们办公室。"申请表我填完了，您看这样行吗？""为了减少、避免遗体接运中不必要的阻碍，侯老又专门附带了一份讣告。"徐主任说。

西安交通大学医学部遗体捐献办公室的徐自力主任介绍："侯老当时给我的印象好像离人生终点还有一些距离，没想到仅仅几个月，老人就已经在人生的终点徘徊了。大约三四个小时之后，侯老的女儿悲痛欲绝地告诉我们，侯老已经离开了人世间。她恳求我们尽快将侯老的遗体接走。那时我的内心五味杂陈，一位即将离世的老人在苏醒的不到十分钟的时间里还在交代他遗体捐献的事，可以想象他支持医学教育的决心是多么的坚定。这件事让我感受到捐献者的伟大与不凡，同时也感受到捐献者亲属的理解和支持是很重要的。"

大约在十天后，捐献者侯某某的儿子从国外赶回，亲自带着一束鲜花看望父亲，他的儿子眼含热泪动情地说："徐老师感谢您让我父亲的愿望得以实现。下面你们就按流程工作吧！"说完他拭泪告别。捐献者家人的理解和支持是遗体捐献这项公益事业的基础。我们由衷感谢无私奉献者给予社会的大爱，他们是医学教育事业发展的有效保障，值得整个社会的敬意与礼遇。

让生命怒放

—— 她的微笑，将永远感动并温暖世界

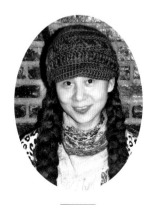

路琳婕

兜兜走了。生命定格在 2010 年 10 月 22 日 12 时 29 分。

她轻轻地闭上双眼，停止了呼吸，从此不再痛苦。

她用乐观和坚强一次次创造了生命奇迹。

兜兜，陕西西安人，原名路琳婕，生于 1968 年，毕业于西北大学新闻专业。2006 年后，兜兜成了一名"背包客"，游遍半个中国。途中，遇到大黑熊骨折受伤，孤苦老人无依无靠，残疾儿童躺在病榻上，她都不停地用自己的收入为它们捐款。

2008 年 11 月，她查出身患癌症，陷入巨大悲痛中的她拨通恋人严良树的电话提出分手。严良树没有放弃，在兜兜生命倒数的日子里，陪伴坚强乐观的她一边做化疗、打点滴，一边共同投身社会公益事业。

2010 年 9 月 2 日晚，以"兜兜"命名的爱心基金在西安成立，在医护人员的全程陪同下，她见证了自己的心愿达成。

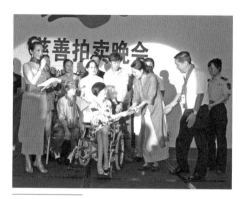

慈善拍卖晚会

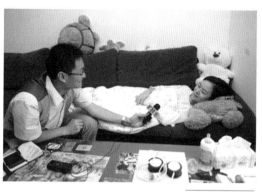

兜兜接受采访

兜兜又一次创造了奇迹。爱心基金成立后，兜兜一边全力配合医生治疗，一边继续保持她乐观的生活态度。

兜兜不甘心被病魔夺去生命，要在有限的时间里做能无限延长的事业，她做到了！

9月2日到10月22日，5天、10天、15天、20天、25天……兜兜闯过一个又一个大限，一次次创造了生命的奇迹。

2010年9月28日下午，通过视频连线，兜兜走进《鲁豫有约》，在病床上坚持完成了一期《鲁豫有约》的录制，兜兜的爱心故事迅速在全国传递。

兜兜现在身体还好吗？离开公众视线的兜兜，一直是许多西安热心市民的牵挂。实际上，每一个关心她的人，都在期盼生命奇迹出现。但是，奇迹出现的概率毕竟渺茫。国庆7天假期，兜兜迎来了最难熬的几天。哥哥说，有两三天，妹妹仿佛经历了生死轮回。身体逐渐变差的兜兜，一度晕厥，没有了呼吸，经抢救后，才慢慢苏醒。她的脸色有些苍白，说起话来气若游丝。她的脸上很少出现曾经的笑容，病房里也很少听见她的笑声。

癌细胞扩散导致肺积水加重，严重影响着兜兜的呼吸。在病床前，兜兜用微弱的声音说了这样一番话："生和死，中间就是一条线，一不小心就过界了。我虽然拼命想活，但无法选择。我现在脑子很不够用，刚说的话，转头就会忘，有时头一转，就迷迷糊糊睡着了，会有幻觉；有时会感觉，是在家里，没在病房……很想自己的家，想念无数次睡过和陪伴我写作的那张沙发。"

兜兜终于回到了一直牵挂的家，这是她走之前最后的愿望。当兜兜再次踏进家门，她脸上有了笑容。当再一次躺在那张熟悉的沙发上，她安心地睡着了，睡了两个多小时。在此之前，兜兜已经很长时间没合眼了。那晚，兜兜的姐姐和

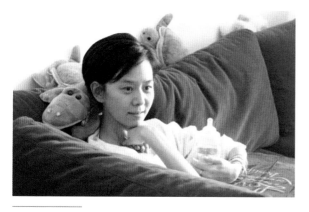

兜兜露出笑容

丈夫轮流守在她的跟前。午夜，意外还是出现了。兜兜的痰开始越积越多，咽不下、吐不出……家人决定送兜兜回长安医院。急救车很快到来，车上的医护人员给兜兜吸痰，降血压，1时50分，兜兜安全到达医院。生命监护仪、血压药、营养液……设备和药物继续支撑兜兜。

兜兜的病情愈发加重，她深知捐献遗体完善手续不能一拖再拖。陕西省红十字会赈济救助部部长舒玉民、西安交通大学医学中心遗体捐献服务办公室主管徐自力一行来到医院，给兜兜本人递交了"西安交通大学接收志愿捐献遗体登记表"，表格一式三份，虽然并不烦琐，但对兜兜意义重大。

哥哥和先生，帮兜兜填写个人信息、捐献志愿、疾病诊断说明……填完各项内容后，姐姐拖着兜兜的手，帮她签字、按指印。

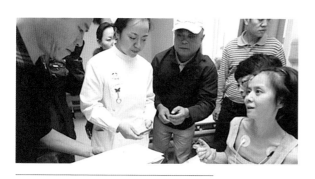

此时兜兜身体太虚弱，已不能用力握笔

兜兜坚持坐起来签名。姐姐双手在身后扶着她，她一笔一画费力地写下自己的名字，并按下指印。

艰难地完成这个简单的动作后，兜兜已经很累了，仰头要休息。她嘴角露出如释重负的笑容，说："心里的石头放下了……"

签完后，兜兜用自己的方式，感谢交大医学院，与徐自

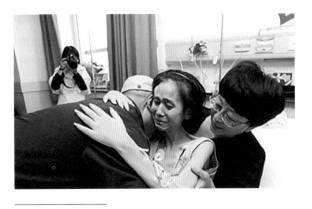

工作人员被她感动

力拥抱了一下。

西安交通大学医学中心遗体捐献服务办公室主管徐自力第一次见到兜兜时，在履行手续间隙，他两次来到兜兜跟前，深深地给兜兜鞠了一躬，"你的故事，我一直在看，我衷心地祝愿你能康复！我见过很多病人，在身体特别虚弱的时候，很少有人再去想为别人做些事"。后来他讲："兜兜认真地对待这件事，病痛缠身，还坚持坐起身来签名，当拥抱兜兜的时候，我心里五味杂陈。我扪心自问，如果我病到如此，可能做不到。鞠躬是发自内心的敬意，的确特别敬佩！虽然不愿意看到接运兜兜这一天的到来，但我会妥善地为兜兜完成这个心愿。兜兜的遗体，仅限于学校教学和科研，决不会参与任何形式的商业活动，这是对遗体的尊重，也是对她的承诺。"

10月22日12时29分，兜兜走了。

21日晚，是兜兜生命结束前的最后一晚。这一晚，很平静。凌晨，因为痰多，医护人员又给她吸了一次。吸痰后，兜兜呼吸明显好了一些。

22日10时，兜兜脸泛潮红，后背出了很多汗，嘴唇煞白。

12时20分，兜兜的心率出现大幅波动，最高到180次／分钟，最低到40次／分钟。

兜兜情况危急，主治张医生和医护人员紧急抢救，但所有努力仅仅维持了几分钟。

12时29分，兜兜没有了呼吸，静静地离开了。

在姐姐眼中，兜兜是最棒的，兜兜是天使。如今，她只是回到了天堂。

姐姐为兜兜换上一袭大红色的旗袍，她说这是兜兜最喜欢的颜色，又配上一条白色真丝围巾。她把妹妹的两只手轻轻搭在一起，在兜兜身上撒满花瓣。

她为兜兜画上了最美的妆容，眉毛画浓了，她用棉签一点点擦淡，桃红色的唇膏沾染了牙齿，她轻轻替兜兜擦掉。

丈夫严良树俯在兜兜的耳边静静地向她诉说："很幸福陪你走完这一程，你所做的慈善、传达的这种爱感染了我，也感动了很多人。你所有的遗愿都实现了，你放心地走，我会好好地走下去！"

等大家再看到兜兜时，都觉得她似乎只是睡着了，变成了一个"睡美人"。

在兜兜入院的日子里，她与病魔顽强抗争的坚强意志，积极配合医护人员治疗的顽强精神，给医护人员留下了深刻的印象。兜兜的大爱无私，让所有人钦佩。虽然人不在了，但她的身体将继续为医学事业做贡献，她的精神永存人间。

病中的兜兜

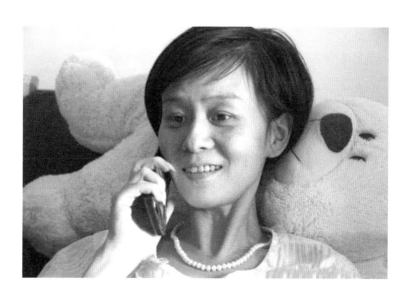

兜兜的遗体随后送抵交大医学中心，交大医学院的学生守在大楼前。同学们和中心工作人员一起，将兜兜的遗体从车上慢慢挪下，小心翼翼地抬起来，送往遗体存放室。"兜兜，你的心愿已经完成，请你安息吧！"临床医学专业大三学生小张说，他在媒体上看到兜兜姐的故事，为她感动，也被她激励。在学校医学教学中，能被同学们用来学习和研究的遗体数量远远不够，他代学友们感谢兜兜姐的无私付出。那一刻，躺在鲜花翠柏中的兜兜，看上去无比安详。

一个老党员逝世后的奉献

中国共产党的优秀党员、忠诚无私的共产主义战士马冠英同志离开我们已经三年了。在近五十年的革命生涯中，马

韩　明　马冠英

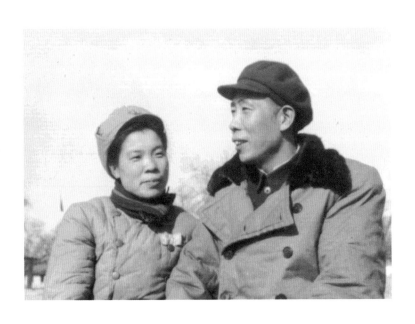

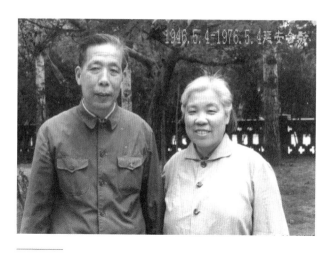

夫妻合照

冠英同志为我国的新民主主义革命、社会主义革命和建设事业，贡献了毕生的力量，临终还嘱托亲属将自己的遗体奉献给祖国的医学教育事业。他的工作业绩和无私奉献的革命精神，给我们留下了永不磨灭的记忆。

1939 年，马冠英同志满怀一腔热血地奔赴革命圣地——延安，聆听毛泽东主席和党中央的教导，积极学习革命理论，踊跃投身抗日战争和解放战争。

中华人民共和国成立后，马冠英又转战全国政协参加党的统一战线工作和煤炭设计开发工作。1966 年，他从煤炭部设计管理局调任西安煤炭设计研究院担任副院长和党委委员。他经常带领工程技术人员深入现场，踏遍了陕、甘、宁、青、新西北五省区的山山水水。他与同志们同甘共苦，在技术现场搞调研和勘察设计，对工作求实、认真；对同事和蔼可亲，平易近人，善于倾听职工的不同意见。离休后，他不顾身体病痛，依旧关心设计院的改革工作。他崇尚民主，忠诚党的事业，有为社会主义和共产主义无私奉献的革命精神，坚定的社会主义信念。

1988 年，马冠英同志留下遗嘱要将遗体捐献，在单位的大力支持下，在西安医科大学（现西安交通大学医学部）领导的重视及相关办公室老师的配合帮助下，他顺利完成了人生最后的心愿。11 月 13 日晚，马冠英同志病故，据家人介绍，老人生前留下遗嘱：不土葬、不火化、不开追悼会，只简单举行遗体捐献交接仪式。当晚《西安晚报》头版头条刊发了

点亮生命　播种希望　第章

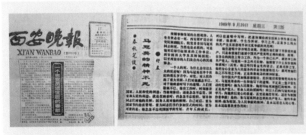
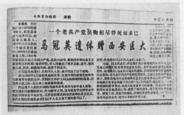

记者吴俊撰写的《一个老党员逝世后的奉献》，引起了强烈的社会反响。

据马冠英同志的爱人韩明同志介绍："老马是因患心衰、肺炎、脑外伤、脑萎缩等疾病逝世的，但他没有死，从今天起他到另一个战线为人民服务去了。十年前他就说过人体是很好的教学材料，对一个实物标本直观研究比看书强。"说着，她从书架上取出马冠英的遗嘱，眼眶内溢出泪水。遗嘱中这样写道：我于1983年5月离职休养，在离休期间感谢党组织和行政领导对我的关怀，受到医生和护士同志热情周到的服务，在这永别之际表示衷心的感谢和敬意。经过我个人较长时间的考虑和多次与家中亲人们商量，死后遗体赠给医院作为教学用，这对提高学生科学水平和医学水平有好处……事后由我的家属给亲朋们以个人名义发通知就可以了。我没有留下任何有价值的遗物，只是希望我的老战友韩明同志及子女京星、京阳、京亮、京虹沿着中国共产党的路线政策，在各自的岗位上努力工作。好吧！我亲爱的儿女们，永别了！

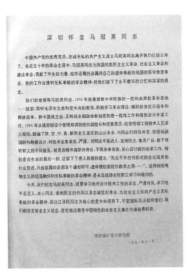

卷首篇《深切怀念马冠英同志》

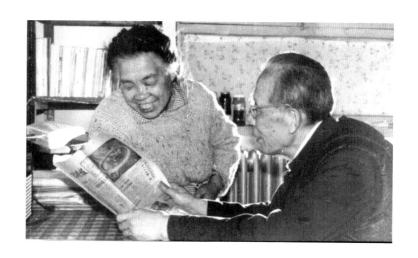

　　马冠英同志简单的遗体告别仪式在一间教室中举行，讲台的正前方悬挂着放大的遗嘱。院领导在讲话中说："今天我们怀着十分敬仰的心情来看望中国共产党的优秀党员，忠诚无私的共产主义战士，西安煤炭设计研究院原副院长马冠英同志。马冠英1917年11月出生于河北省保定市的贫民家中，1939年3月参加革命工作，1941年6月在延安抗大加入中国共产党。马冠英同志没有死，他仍在为人民服务，为祖国的医学事业作出贡献。"马冠英同志的遗体捐献一事引起了社会各界对遗体捐献工作的重视，提高了人们对遗体捐献事业的认识。之后《中国人才报》先后发表了《马冠英的精神不死》《一个老共产党员鞠躬尽悴（瘁）死而未（后）已　马冠英遗体赠西安医大》等纪念文章。

　　在《一个老共产党员鞠躬尽悴（瘁）死而未（后）已　马冠英遗体赠西安医大》的报道中写道："马冠英同志病逝后，西安煤矿设计研究院的中青年同志自发地去向他们的老领导的遗体告别。老年体弱的老同志拄着拐杖、流着眼泪，也走向马冠英的遗体。研究院的领导和党内外同志都说老马是中国共产党的优秀党员、忠诚无私的共产主义战士；都称赞他

　　点亮生命　播种希望　第章

为中国革命和社会主义建设事业及祖国的煤炭能源开发事业奉献了自己的一生。直到最后，他还把遗体奉献给祖国的医学事业。他是大家应该学习的楷模。西安医科大学的师生怀着敬重的心情，接收他的遗体，用于医学科学的教学、研究工作。西安市的报纸，对他的事迹作出报道。人们说："马冠英同志没有死，他仍在为祖国作出贡献。"这次报道不但对捐献者的事迹进行了宣传，而且对遗体捐献的意义做了高度的肯定，扩大了遗体捐献工作的社会影响，对遗体捐献事业起到了积极的推动作用。

在马冠英同志的影响下，其爱人离休干部韩明同志也在生前表达了自愿捐献遗体的愿望。韩明同志一直从事医务工作，曾在医院担任副主任医师，她明白解剖学是医学的基础，深知遗体捐献对医学研究的重要意义。她去世后，在家人的帮助下也完成了遗体捐献的心愿。

子女在文中这样写道："我们在母亲的遗体捐献过程中，得到了医科大学各级领导的高度重视及遗体捐献办公室同志

韩　明

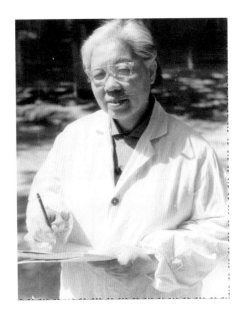

们的积极配合和热情帮助。他们在处理遗体捐献过程中的事业心、责任感及对捐献者亲属至诚至爱的态度深深感染着我们。他们那种将捐献者视为亲人，将捐献工作视为己任，对捐献者亲属细致入微的人文关怀，对遗体捐献仪式和缅怀活动的精心，认真负责的工作态度，让我们这些遗体捐献者的亲属倍感放心、欣慰并深受感动。正是通过社会媒体的宣传报道，西安医科大学积极妥善的部署，以及医科大学捐献办公室老师和工作人员充满爱心的辛勤付出，我们才对遗体捐献奉献大爱的意义有

了更深刻的认识；让一个老党员逝世后的奉献更有影响，更有内涵，更有价值，更有意义。为此，我们向西安医科大学的各位老师和我母亲单位领导、老师、工作人员表示深深的敬意和真诚的感谢。"

在中国共产党加强思想建设、组织建设和整顿党风的今天，马冠英同志与韩明同志的一生恪尽职守、乐于奉献、兢兢业业，鞠躬尽瘁。我们向马冠英及韩明同志学习，向他们致以衷心的敬意，他们的革命精神，为祖国、为人民奉献的精神，永远活在人民心中。希望通过大家的不断努力，让博爱奉献的精神广泛传播，让遗体捐献的事迹深入人心，让缅怀纪念的活动不断创新。为生命接力，让大爱传递。为此，让我们共同努力！

雷源泉诗作《我的心愿》

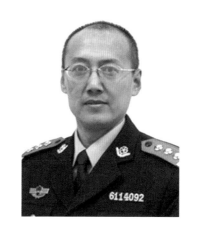

—— 雷源泉

雷源泉同志，1960 年出生，陕西大荔人。1980 年毕业于西安医科大学（现西安交通大学医学部），大学毕业后一直

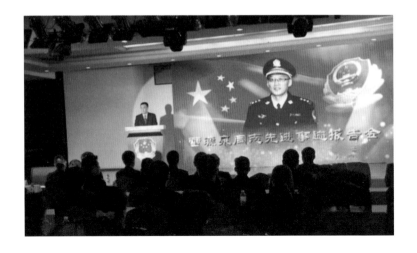

雷源泉同志先进
事迹报告会

从事狱内医疗卫生防疫工作。作为一名监狱医务警察，雷源泉每天都在为千余名服刑学员的身体健康忙碌。有些年龄较小、生活自理能力较差的服刑学员，判刑前是从农村流向城市打工的问题少年，有的在羁押期间就发现有肝炎、结核等传染病，雷大夫把他们当作自己的孩子，精心照料，不厌其烦。

　　服刑人员小郑是老病号中抗拒改造情绪最激烈的，他不仅背负着与年龄一样长的刑期，还遭受皮肤溃烂、头痛等疾病的困扰，双重压力使他自暴自弃，对治疗极不配合。

　　一次检查时，雷源泉拍拍小郑肩膀，笑着问："小伙子，最近咋样？"

　　小郑头也不抬，撂出一句："干脆死了算了，不想治！"

　　雷源泉撩起自己的裤腿，让他看自己的皮下出血点和青紫色斑块，微笑着说："我给你说说我自己吧！我得血癌7年多了，今天在这里与你谈话，也许明天就死了，可我今天仍要好好地过。你才16岁，多好的年龄啊！为什么不珍惜呢？"

　　小郑愣住了，羞愧得说不出话来。从那以后，他就像换了一个人似的，积极配合治疗，参加学习改造，性格也变得越来越开朗。

2003 年 5 月的一天，服刑学员曹某突发高烧，神志不清。当时，正值"非典"肆虐时期，医学上还没有针对性治疗方案和药物信息，人人都心存恐惧。为了确保其他人健康，雷源泉果断决定将曹某隔离治疗，并亲自为曹某观察淋巴结、擦洗体表，与曹某面对面接触并做诊断治疗。经过连续多日的精心治疗后，曹某很快恢复健康。他感动地对雷源泉说："如果我真的得了非典，肯定会传染到您，您不该为我冒这么大风险。"雷源泉真诚地说："你可以把我当成你的亲人，亲人见你有病能弃而不管吗？"

在患病期间，每天 100 余人次的门诊量，雷源泉没有无缘无故地耽误一次工作，也没有延误一例病情。陕西省未成年人管教所（后文称未管所）副所长李方太向记者讲述了一个故事：一天上午，有一名服刑学员突然晕倒，听到呼救声之后，雷源泉最先跑了过去，只见那名服刑学员躺在地上，脸色青紫，喘不上气，情况十分危急。依据经验雷源泉准确地判断：服刑学员呼吸道被痰堵住了。他一下子扑在地上，口对口地为服刑学员吸出浓痰，为他解除了致命危险。在关键的危急时刻，雷源泉首先考虑的永远不是自己。

由于未管所关押着一个监区的职务罪犯，其中年老体弱有慢性病的人较多，一些人为达到早日减刑或保外就医的目的，就想方设法申请"病犯"资格。有一次，一名罪犯亲属辗转找到了雷源泉家里，给他送钱送物，请求出具一份病历证明。他断然拒绝，并且严肃地说："法律自有法律的公

雷源泉被评为陕西省第二届敬业奉献道德模范

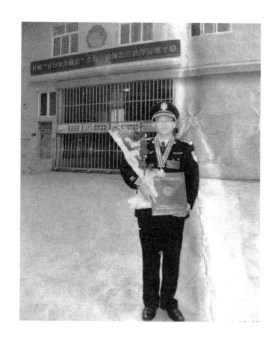

道，你这样做，是对我这身警服的羞辱和亵渎。"

2005 年，雷源泉被查出身患白血病，反复的化疗时常令他发热头痛、恶心呕吐。可每当身形消瘦、步履蹒跚的他走进未管所大门时，便立即打起精神，他总说："我去医务所转转，里面上千号人呢，有病人需要我。"2014 年 4 月，雷源泉被病魔夺走了生命，终年 53 岁。临终前他嘱托家人将自己的遗体捐献给母校——西安交通大学医学部。作为一位大爱无私的医生，从警三十多年的警察，他在平凡的岗位作出了不平凡的业绩。他扎根基层一线，恪尽职守，直到生命的最后时刻。他将毕生献给司法行政事业，他曾被省委宣传部、省文明办、省总工会、共青团省委、省妇联等联合授予"陕西省第二届敬业道德模范"。

从这看似平凡却又不平凡的一件件小事中，可以看出他对事业的忠诚、对工作的执着、对生命的诠释和对爱的理解。雷源泉同志生命不止、奋斗不息的事迹，曾在搜狐网等全国 30 多家媒体联合举办的"坚守底线——平凡的良心"活动中入选"良心"任务。他人生的最后选择，就是把遗体无偿捐献给自己的母校。雷源泉的一首诗稿，表达了志愿捐献器官及遗体的愿望。

假如我死了
请不要将我的尸体
送入那焚烧的炉膛
我想躺在母校的解剖室
让福尔马林浸泡过的机体
同我生前的灵魂一般洁净
倘若我的角膜或者某个脏器
能为他人带来一片光明

一些健康

那就请我的临终医生

大胆地从我身上拿去

我会感到无比的幸运与幸福

就让我的遗体成全一个医者

在世间未能完成的遗愿

一位法国老人的中国情缘

这是一位年过九旬的法国老人，他在中国生活了 40 多年。

让·德·米里拜尔，1919 年 8 月 5 日生于法国巴黎，曾在格勒诺布尔阿尔卑斯大学攻读历史，获博士学位，中国名字叫"米睿哲"，是世界公认的著名学者。

让在游历 50 多个国家和地区后，开始学习汉语，并不远万里来到中国从教，从此扎根中国，在中国生活和工作。

1964 年，让去巴西任教。

1969 年 3 月 15 日，让抵达香

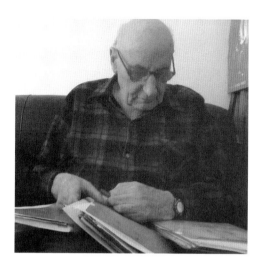

让·德·米里拜尔

点亮生命　播种希望　第章

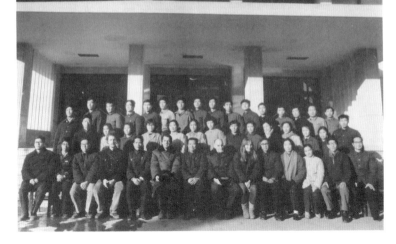

毕业照

港，申请到中国内地工作，没有得到批准。他留在香港一所大学任教，耐心等待机会。1976 年 7 月，他获准到北京、大连、青岛、上海等地参观访问。

1976 年 9 月，按中法文化交流协定，让由国家教育部派到西安，在西安外国语学院（现更名西安外国语大学）法语系担任教学工作，教授法语和法国的历史与文化。他是外院法语专业建立以来首位官方派遣的外籍教师。在外院工作期间，让对中国文化有着愈加浓厚的热爱。

"让"是朋友和学校师生们送给他的最简洁的尊称。他说："感谢多年来无数朋友的关心、帮助、支持，是他们让我发现了深藏于中国的，特别是深藏于陕西的文化奇迹。英雄、智慧和圣贤的中国万岁！"

在日常的教学工作之余，他经常去附近的陕西师范大学的图书馆，在那里他查阅了大量的历史资料，对中国的老子、孔子，中国人历史上的生活方式、情感等，进行了多方面的学习研究。随后，他历时六年，完成了《明代地方官吏及

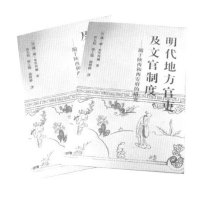

文官制度——关于陕西和西安府的研究》一书。这部专著倾注了让多年研究的心血，在法国出版后引起学术界的轰动，后被译成汉语出版，成为我国第一部研究明代西北地区断代地方史的学术著作。

抱着"对中国文化学习学习再学习"志愿的让，又对中国医学产生了浓厚兴趣。在对中国医学历史资料的学习研究中，他在西安十多家医院里，结交了许多医生朋友，从他们那里了解到许多丰富的一手资料和信息，之后以一个西方人的眼光，将他们了解甚少的中国传统医学，写成了《简明中医外科学》《中国古代社会与传染病》两部著作。同时，让又将博大精深的中国传统文化，浓缩在《中国传统文化精要》一书中，介绍给法国人。在和许多中国人做了朋友后，让对中国人民的勤劳、质朴及特有的智慧，有了更多更深刻的理解，于是他和另外一位法国专家合著了一本《中国的智慧》，于1997年在法国出版。他的许多

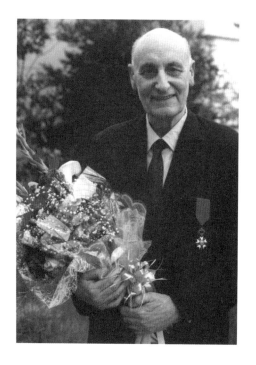

同胞通过这一系列专著介绍，增加了对中华文化和中国人民的了解，相继被吸引到中国参观访问和学习。

1994年5月5日，法国驻华大使弗朗索瓦·普莱森专程来到西安，代表法国总统将一枚拿破仑勋章授予让。拿破仑勋章是法国最高等级的荣誉勋章，由200多年前的拿破仑一世设立。这枚勋章上可以看到系着一条丝带，它有着鲜血一般的颜色。它提醒我们：所有人类伟大的业绩，无不是用鲜血——这一人类最为珍贵的馈赠浇铸而成的。同时，它也是对中国、法国和世界各国所有为了解救他人而献出自己宝贵生命的人表达的一种敬意。让先生在接过勋章后对大使先生说："大使先生，您代表法国人民为我授予这枚勋章。我想将它呈交给中国人民的代表代为保存，以表示我对中国人民的高度尊敬与欣赏。我感受得到中国农民和工人的勇气、技术专家的机敏、科学家和文学家的才华、医务工作者的忘我、行政人员的能力、艺术家的才能及诗人的魅力。同时，感谢所有在座和在他处的中国人给予我热情不渝的帮助和热诚真挚的情谊。"让先生获得这枚代表法国最高荣誉的勋章后，又立即转赠给了西安外国语学院。让先生说："这份荣誉是在与中国友人合作中获得的，应该与中国人民一起分享。要将这枚勋章永远保存在中国，让中法文化交

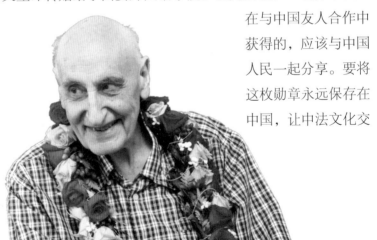

2012年8月5日，朋友们陪伴让先生度过95岁的生日

流就像这枚勋章一样永远流传。"

1997 年 12 月 9 日，让以"研究学者"的身份，拥有了中国永久居留证，成为陕西省第一个获得中国"绿卡"的外国人。在西安居住的几十年中，让为促进中法文化交流，增进两国人民友谊，将所有的情和爱都倾注给了这片神奇的土地。他利用在法国的各种关系，积极促进和资助中国朋友赴法国留学和交流，同时又介绍了许多法国朋友来中国讲学交流。除了帮助介绍和资助外院的师生外，让又拿出自己节省的钱，先后资助了不少西安的医生去法国留学讲课或从事科研工作，让还说服法国卫生部门的官员，想方设法给留学的医学生们提供奖学金，为此他常自费往返于中法之间。让说他这样做只有一个想法，就是希望更多的法国人能了解中国，了解中国博大精深的文化，也希望更多的中国人才能出国学习，之后回来"为人民服务"。

2014 年让先生荣获"中国好人"称号。次年 10 月，让·德·米里拜尔在西安去世，按照他的遗愿，遗体捐献给西安交通大学医学部。西安交通大学雁塔校区遗体捐献纪念园内，入口处的爱字碑背后镶嵌着这位老人的头像及生卒年。

后来西安外国语大学为他立了一座纪念碑，正如法国驻华大使馆一位副领事所说，让扎根于西安，更是把精神留在了中国。

让身体力行，向我们诠释了什么是一个纯粹的人，他至真至善的高尚情操永远值得我们敬仰。让先生扎根于西安，并把一生所有奉献给了中国，他选择把遗体捐献给中国，更把热爱中国的情怀和国际友好使者的精神永远留在了这片热土。

他至真至善的高尚情操是我们每一个人的人生坐标与灯塔，永远值得我们敬仰。

点亮生命　播种希望　第章

博爱奉献

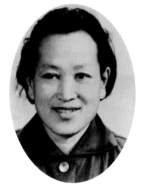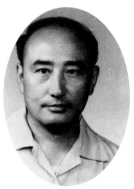

张春茹　张　瑜

　　张春茹老师，祖籍天津，生于 1929 年 10 月，1949 年 7 月毕业于天津河北省立女子师范学院。毕业后分配到塘沽区东沽第三小学任教，后又因工作需要，先后到塘沽区中心小学、塘沽区第十一小学任教，1952 年 5 月至 1953 年 8 月，又到塘沽区工农师范学校任教。1953 年 8 月张春茹同志又考入天津师范学院历史系，毕业后分配到天津市女三中。

　　1958 年 7 月至 1962 年 1 月，在沈阳市第四十八中学任教，1962 年 2 月至 1964 年 7 月在沈阳市体育学校任教，1964 年 7 月至 1965 年 7 月在沈阳市第三十二中学任教，1965 年 8 月调到西安市第十二中学任教，任教期间多次被评为"优秀班主任""先进教师"等。在从事教育工作的多年中，张春茹老师忠诚于人民教育事业，勤勤恳恳，孜孜不倦，以满腔的热忱投身教育工作。她善于钻研、潜心研究，教风严谨、特色鲜明，以渊博的知识和独具魅力的教学风格，启迪了无数稚嫩的心灵，培育了一批又一批莘莘学子，可谓桃李满天下。张春茹老师的一生是以德为重，关爱他人的一生。她性情和善，性格开朗，忠厚诚实；她心地坦荡，平易近人，淡泊名利，

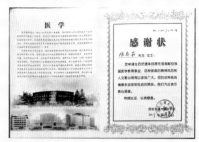
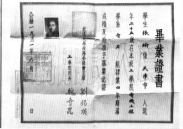

感谢状　　　　　　　　　　　　　　　　　　　　毕业证书

光明磊落，始终坚守着心灵的一方净土。1987 年 9 月张春茹老师光荣退休。

2017 年 6 月 4 日上午 11 时 50 分，张春茹老师不幸去世，享年 88 岁。张春茹老师自愿将遗体捐献给西安交通大学医学部，再一次体现了一个共产党员的伟大胸怀和无私的奉献精神。她爱岗敬业、无私奉献的精神，脚踏实地、一丝不苟的作风，严于律己、为人师表的风范，将永远铭记在我们心中。

张瑜老师，生于 1926 年 7 月，1946 年 9 月至 1951 年 6 月就读于北洋大学（现天津大学）电机工程学系。大学毕业后，服从国家需要，随工作单位多次迁移，把足迹留在了国家需要的地方。他一生工作勤勤恳恳、任劳任怨，不计较得失。作为一位国家电力工程技术专家，他把自己的一生都贡献给了国家的电力事业。

1951 年 8 月至 1952 年 6 月张瑜就职于抚顺矿务局机电厂，担任技术员，1952 年至 1953 年于东北电工局设计处，担任技术员，1953 年被调任至第一机械工业部第四设计分局，担任工程师。1958 年，被评为设计主任工程师。1964 年初，曾同原电机部专家受到毛主席及国家领导人的接见。1980 年被评为高级工程师，1993 被评为项目总设计师。

张瑜老师一生从事科研教育事业，传递正能量，为社会主义事业鞠躬尽瘁，对国家、对家庭、对子女无私奉献。即

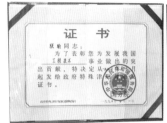 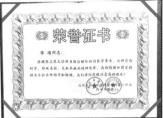 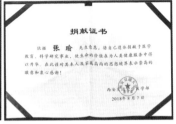

张瑜同志的证书

使在离世后还不忘为医疗事业做贡献。2018年8月7日上午9时，张瑜老先生走完了人生最后的一程。女儿含泪完成老人生前的嘱托，将遗体捐献给西安交通大学医学部供教学科研使用，将角膜捐献给陕西省红十字眼库。

张瑜老师一生工作勤勤恳恳、任劳任怨，不计较得失；与张春茹老师一生互敬、互爱、互谅，一辈子相互体贴关怀，成就了近六十年的美满婚姻。张春茹老师临终前几年因脑梗瘫卧在床，张瑜老师不顾自身高龄，悉心照顾张春茹老师，不离不弃。

夫妻合照

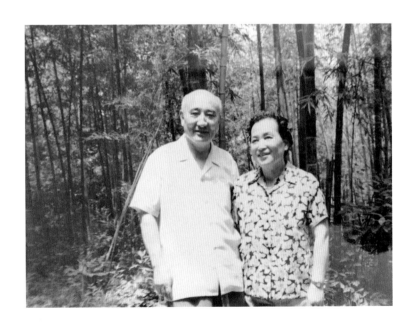

张瑜、张春茹夫妻二人为国家的医学研究、为他人重见光明，作出巨大贡献。他们的高尚品格，值得敬佩。遗体捐献对社会医疗卫生事业有巨大作用，是造福人民，奉献社会，实现人类生命高质量延续的善举，是高尚的人格体现，是一种对自身对社会乃至对自然的态度和价值观。感恩这些为祖国医学教育和医疗事业无私奉献的人们。

遗体角膜捐献工作中的"提灯女神"

随着遗体角膜捐献工作的不断深入，社会各界人士都在积极响应，加入捐献志愿者行列。越来越多的爱心人士选择在身后捐献遗体和角膜，一个个感人的事迹就在我们身边发生。这些捐献者中还有一群特殊的人：她们头戴燕尾帽，身穿护士服，无论是抢救生命垂危的病人还是细心呵护受伤的患者，她们都表现出高度的细心、耐心、爱心和责任心。然而在身后她们又毅然将自己最后的力量奉献给自己热爱的医学事业，继续治病救人，她们可以称之为现代的"提灯女神"，她们用行动诠释了南丁格尔精神。

"提灯女神"是对近代护理事业创始人弗洛伦斯·南丁格尔的尊称，"5·12"国际护士节也是为纪念她而设立的。南丁格尔将自己的一生都奉献给了护理事业，南丁格尔精神是所有护士所尊崇的职业道德典范。后来人们习惯把表现突出的护士也誉为"提灯女神"。

南丁格尔精神：用自己的爱心、耐心、细心和责任心去好好对待照顾每一位病人。它的精髓就在于奉献，无私地奉献自己的爱心，就像蜡烛一样，燃烧自己照亮别人。

我于 2018 年 8 月来到陕西省红十字眼库，成为一名红十字志愿者。之前我也是一名护士，上学时也曾面对南丁格尔像宣誓，学习南丁格尔精神，奉献医学事业。来到眼库工作后，我有机会接触到更多的大爱人士，他们的事迹使我永生难忘。

2021 年 4 月 7 日，我和陕西省红十字遗体捐献中心的小谭一起来到常素英老师家中，为她办理遗体、角膜捐献手续。80 岁高龄的常老师退休前是西安市第九医院内科的护士长，现身患重病卧床不起，见到我们前来办理捐献手续，常老师仿佛获得一种力量，精神好了许多，紧紧握住我的手，用虚弱的语气说："我早就有这个想法了。人终究要离开这个世界，与其烧掉，不如做一些对人类有用的事情，去挽救一些家庭。我就想把自己的全部捐献。今天终于见到你们，可以帮我完成心愿了，谢谢，谢谢。"

我深知护士工作的不易，辛劳繁琐是每日的工作，和蔼可亲又是永远的形象。常老师将自己毕生的精力奉献给护理工作，去呵护生命、挽救健康，在自己身患重病时，想的依旧是如何帮助别人。

从常老师家里出来，我的内心久久不能平静，既为她的大爱精神感到骄傲和自豪，又为她虚弱的身体感到不忍和叹息。

与此同时我又想起另一位"提灯女神"——陈业梅老师。

那是在 2018 年 9 月，在医院病床前，65 岁的陈老师握着我的手强忍痛苦，带着微笑说："咱在医院干了一辈子了，工作就是治病救人。如果我走了，能用啥就用，别浪费了。我这辈子就喜欢白色，我走之后，只有一个小要求——麻烦你送我一身白色的护士服，再送我一支百合花，就送一支，不要浪费。"我听着听着不禁热泪盈眶，陈老师是多么热爱

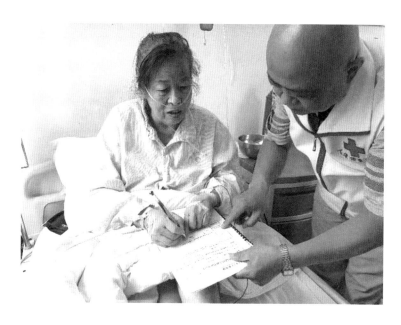

护士这个职业呀，生前身后都要治病救人，都要穿着白色的护士服。2018 年 10 月 21 日，陈老师走完了人生的最后旅程，她的遗体捐献给了医学教育事业，眼角膜使两位角膜盲患者重见光明，实现了她生前的遗愿。

2021 年 5 月 12 日，当所有的护士都以不同的形式庆祝"护士节"时，常素英老师永远离开了我们。这是上天的安排还是机缘巧合呢？常老师以特殊的方式度过最后一个"护士节"，来到一个新的岗位：西安交通大学医学部的"大体老师"，她的角膜依然可以通过他人去注视这个美丽的世界。常老师的遗体告别仪式在陕西省红十字遗体捐献中心隆重举行，到场的一百多名亲朋好友无不为她的事迹而感动。当家属紧紧握住我的手对我的工作表示感谢时，我深深体会到捐献工作的特殊意义。

2021 年 5 月 19 日，又一位杰出的护理工作者，陕西省中医药大学附属医院 40 岁的护士长李金花同志不幸因病早逝，按照李金花同志生前遗愿，将遗体捐献给陕西中医药大学，将角膜捐献给陕西省红十字眼库。在李金花同志的遗体告别仪式上，陕西中医药大学附属医院党委书记赵晓平说："作为一名护理工作者，在生命的最后时刻，李金花同志仍然选择奉献，选择为她无比热爱的医学事业再作出点儿贡献，这是将生命升华为更高层次的爱与善，是值得称颂的义举，更是一种爱的传递。"

她们都是护理工作的佼佼者，都是无私奉献精神的倡导者和践行者，都是社会精神文明进步的推动者，都是永远的"提灯女神"。

90 岁老党员完成遗愿：捐献眼角膜和遗体

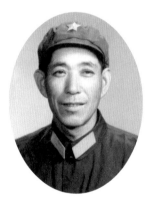

张涛

张涛同志，1929 年 5 月出生于山东蓬莱县（今蓬莱市）张家村，他是忠诚的共产主义战士、中国共产党的优秀党员、我军隐蔽战线的优秀技侦工作者，曾任陕西省军区西安第十七离职干部休养所原总参三部三局六处处长，2019 年 9 月 24 日 15 时 20 分在西京医院逝世，享年 90 岁。

张涛同志 1945 年 3 月参加中国人民解放军，1946 年 9 月加入中国共产党。1945 年 3 月至 1948 年 10 月在中国人民解放军辽东军区司令部任通信员、学员、报务员；1948 年 11 月至 1950 年 5 月任东北公安部电台报务员。新中国成立后，张

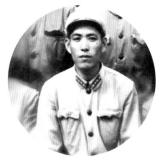
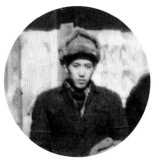

不同时期的张涛

涛同志始终坚持党的领导，积极投身巩固人民政权和国防建设中。

1950年6月至10月在中央公安部七局学习；1950年11月至1954年11月任东北公安部技术室股长；1952年张涛同志作为业务骨干参加了公安部剿匪和肃清敌特的任务，在执行任务期间，他与同事巧妙地逆用敌特电台，成功俘获了美军著名的特务头子唐纳和费克图，缴获了大量的战利品。该事件反响巨大，周总理事后赞扬道："东北打下了一架美特飞机，是逆用电台，这事办得好。"张涛同志也因此受到公安部表彰。

工作留影

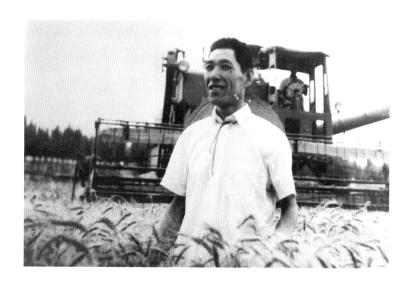

点亮生命　播种希望　第章

1957年至1966年，张涛任总参谋部三部三局五处科长、副处长，业务精湛，管理能力突出，曾先后两次代表三局参加中国共产党全国代表大会，会议期间均受到毛泽东、周恩来等中央领导人的亲切接见。1971年至1975年他听从党的安排，调任新疆生产建设兵团农1师4团任副团长，从技术岗位到田间地头，干一行、爱一行、专一行，他带领全团自力更生，艰苦奋斗，圆满完成了党中央屯垦戍边的任务。

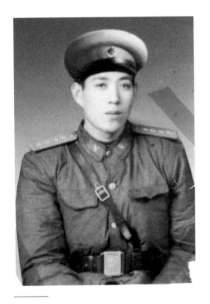

工作照

1968年至1979年任三局训练队中队长、副大队长、大队长，以身作则，身体力行，多次带病坚持工作，为党的技侦事业培养了大批素质过硬、政治可靠的优秀技侦人才。1979年任六处处长，他精心筹谋，周密组织，有条不紊地圆满完成了六处由眉县基地至西安搬迁和家属、子女的安置工作，保证各项工作的正常运转，高质高效。

1984年，他离职休养。先后参加了抗日战争、解放战争和朝鲜战争，荣获解放奖章、独立功勋章。1987年被原总参三部政治部表彰为"模范离休干部"。他离休不离志，认真学习党的创新理论，积极参加老干部大学书画班，研习书法，作品在军内外多次获奖。

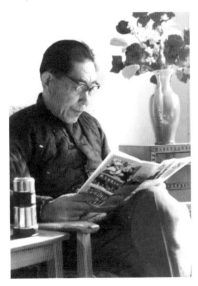

退休后的张涛

无论岗位如何转换，张涛同志都不忘初心、牢记使命，全心全意为人民服务。他的一生是革命的一生、战斗的一生、奋斗的一生。2019年9月24日，张涛同志因病医治无效，不幸离世。按照张涛同志生前遗愿，在解剖学遗体紧缺的形势下，将遗体捐献给西安交通大学医学部，他的遗体将用作医学教学，为祖国医学教育事业添砖加瓦。西安交通大学医学部的师生都对张涛同志这一伟大无私的行为表示由衷感谢。他对党无限忠诚的品德，全心全意为人民服务的思想，坚定不移的革命意志，艰苦奋斗、求真务实的优良作风永远值得我们学习和传承。生命有限，大爱无疆。向张涛老师致敬！

他用三十五年把监狱垃圾清运做成事业

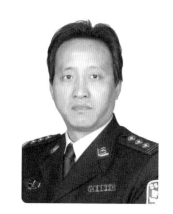

徐剑波

在陕西省西安市南二环东段，西安监狱旧址内的一间库房中，一辆蓝色的垃圾清运车静静地停在那里等待主人的归来，已经过了1年零8个月，它的主人徐剑波却再也无法回来。

徐剑波生前是西安监狱的警察，因患骨髓瘤经医治无效，于2019年8月11日病逝，年仅55岁。去世前他自愿作出眼角膜和遗体捐献的决定，让他人重见了光明。

把垃圾清运做成事业

1984 年，刚满 20 周岁的徐剑波带着一丝稚嫩来到西安监狱，成为一名监狱人民警察。从警 35 年，他管过伙食，当过管教警察，最后一个岗位是负责垃圾清运及现场管理。在这个平凡的工作岗位上，他一干就是十几年，同事们都喊他老徐。

"老徐是上海人，工作特别细，虽然从事的是垃圾清运工作，但他的警服总是湛蓝湛蓝的，每次开车时最显眼的就是他那副永远干净的白手套。"和徐剑波同年参加工作的石鹏到现在还记得清清楚楚，在垃圾清运结束后，老徐都会将车清洗得干干净净。

"监狱垃圾清运工作，既脏又累还繁琐，夏天的时候更是要在高温下一边忍受垃圾的脏乱，一边忍受垃圾散发出的恶臭进行作业，由于工作场所的特殊性还得时刻保持高度警惕。"徐剑波所在生活卫生科的同事雷旭说。

2012 年末，老徐被确诊为骨髓瘤，可他依旧忙碌。每次化疗后，只要还能挣扎着下床，他就会戴上口罩出现在狱内清运现场，监控着装车的每一个环节。站不住了，他就席地而坐，有时还要在别人的帮助下才能站起来。

针对老徐的身体情况，领导曾建议他换个岗位，到办公室干些力所能及的工作，但老徐总是说："我现在还能弄，弄不动了再说。"同事们也经常劝他多休息静养，每当有人提起这个话题时，老徐就笑着摆手拒绝："跟大家工作时间长了，舍不得和大家分开。"

"记得在老办公楼时，一次支部开民主生活会，老徐早早地到了楼下。会议室在 3 楼，当时还没有电梯，我们听说他来了，都下楼劝他回去休息，老徐却执意要参加。"生活卫生科内勤高云回忆这段往事时情绪有些波动。她说，从 1

楼到 3 楼，老徐足足挪了 40 多分钟，到会议室时脸色已经很难看了，为了让大家好受些，他用尽力气挤出笑容。

"老徐对监狱工作是不舍的，生病后不是在医院就是在监狱，反而很少在家里。老徐走了，我们都舍不得他。"说到这儿，雷旭沉默不语。

工作之外还有诗和远方

除了工作，老徐还有自己的诗和远方。

西安监狱的很多人都知道，老徐的业余生活丰富多彩。他好运动，球场上、健身房中，经常能看到他矫健的身影；他爱艺术，绘画、根雕都造诣不浅，作品还曾经获得过奖项；他喜远足，天山南北、青藏高原都曾留下他的足迹。

在老徐家靠墙的博古架上，他生前最喜欢的根雕和奇石等摆件错落有致地摆放在那里，有花鸟，有人物。那些人物雕像有一个共同特点，都是嘴角上扬，面带微笑。

"这都是剑波利用自己挑拣回来的树根，精心雕琢而成的。"老徐的爱人赵大姐指着几件根雕作品介绍时，似乎想起了一些往事，脸上浮现出笑容。"老徐人很乐观，生病后他没法再创作新的作品，就把过去的根雕、画作拿出来把玩；没有能力再去远行，他就看看书、翻翻过去的相册。"赵大姐说。《世界那么大，我想去看看》《你不努力，谁也给不了你想要的生活》《你若不勇敢谁替你坚强》，这些书都是他去世前看过的。

对于病魔，老徐也不服输，同疾病斗争了七八年。做不了剧烈运动，他就与自行车为伍，身体好时，在山间溪边骑行；身体差时，就在街区小巷慢慢转转，一直保持着乐观的心态。

平凡刻在人们心中

2019 年 5 月 15 日，老徐做了一件让周围人都没想到的事，他给西安交通大学医学部遗体捐献中心打了电话，要求捐献遗体和眼角膜。

"人死了还是可以再做一些贡献的。"西安交通大学医学部遗体捐献办公室主任徐自力对老徐的这句话至今印象深刻，他当时话并不多，但是对于捐献这件事特别坚决，希望能借此找到自己患病的原因，解开自己的心结，为医学事业贡献一点力量。

让徐自力没有想到的是，赵大姐也一同填写了捐献申请表。

2019 年 8 月 11 日，老徐病逝。

2019 年 8 月 15 日，西安交大遗体捐献中心庄严而肃穆，老徐的遗体静静躺在鲜花绿叶之中，身着他钟爱一生的警服，警帽半遮脸面，因为他的眼角膜已经分别移植给一位铜川患者和一位山西患者。老徐的遗体则根据他的意愿捐献给西安交大医学部供解剖研究。在医学界，志愿捐献遗体者被尊称为无语良师。遗体捐献中心门前，有一座为了纪念遗体器官捐献者而建立的"生命永恒"纪念碑，老徐的名字被刻在纪念碑西侧第 15 行第 1 列的位置上。

不是所有的足迹，都需要写成诗句；不是所有的阵地，都需要英雄壮举。老徐就是这样，在平凡的岗位上从事着平凡的工作，但是他却用平凡把自己深深镌刻在人们心中，让生命永恒。

一家三代的捐献情怀

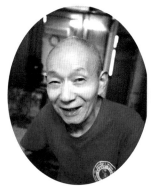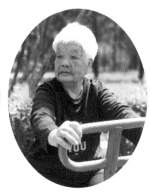

王道荣　王　渝

在西安市东郊 37 街坊的西光厂家属院，一幢幢修建于 1978 年的家属楼虽已老旧，但依然整洁，这些楼房已经成为历史的见证，见证着西光厂乃至改革开放事业的发展。同样在这些楼房里还居住着为国家光学事业发展而默默奉献的老同志。

2022 年 10 月 9 日，我们来到这个家属院，为刚刚去世并献身于医学事业的王渝同志举办一个简单而庄重的缅怀纪念仪式。这个原本应该在西安交通大学医学部里举行的仪式，因疫情原因只能在家中举行。陕西省红十字遗体捐献中心主任徐自力和陕西省红十字眼库主任银勇分别向王渝的女儿王兴玲和王丽娟颁发了遗体和角膜捐献证书。

王渝的家虽然很小，但收拾得非常整齐、干净，老式的家具和历经了几十年打磨非常平整的水泥地面都泛着岁月的光泽。穿着朴素的王兴玲和王丽娟十分热情开朗，与我们聊起父母的往事。祖籍四川广安的父亲王道荣和母亲王渝于 1956 年在重庆完成学业后被分配至云南工作，后来响应国家

　点亮生命　播种希望　第　章

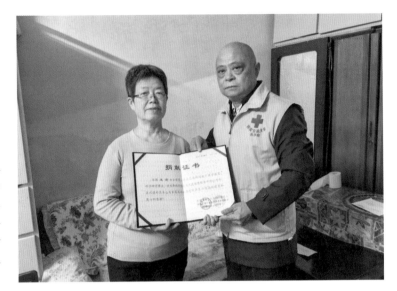

陕西省红十字遗体捐献中心（西安交通大学医学部遗体捐献办公室）主任徐自力向家属颁发遗体捐献证书

支援大西北的号召来到西安西光厂，一干就是 30 多年。

王道荣是西光厂的一名技术工，喜欢钻研、善于思考的他成为厂里的技术标兵，他为人正直、性格耿直、乐于助人，受到同事的一致好评。同样，生活中的王道荣也是家人眼中的"能工巧匠"，在他的高超手艺下，家里的一切都显得妥帖得当，院子里的其他人也经常得到他的帮助。爱钻研不仅使他有了高超的技艺，更使他拥有了超前的思想和接受新事物的能力。他在工作和生活中坚持实事求是，一切以实际为准，从不搞任何表面形式，是一个彻底的唯物主义者。"在我们家，什么话题都可以聊，包括生死，我们从来不忌讳什么。"性格开朗、直言快语的小女儿王丽娟说："我们兄妹三人都受父母的影响，做人做事都实实在在的，从不讲究陈规旧俗。"

2019 年，年事已高的王道荣因病住院，在病床上他向家人表达了自己思考已久的想法：捐献遗体。很快，他的想法得到家人的一致同意，但子女们一时感到困惑，因为从来没有接触过遗体捐献，不知如何办理相关手续。王丽娟又打电话给远在上海的她的女儿咨询，王丽娟的女儿性格和她特别像，在电话里直接说道："这个事情好办，直接在中国人体器官捐献管理中心的网站上登记注册就可以了，你把姥爷的身份证发给我，我替姥爷办理。我自己都登记过，我现在不但是人体器官捐献志愿者，我还是造血干细胞捐献志愿者。"在外孙女的帮助下，王道荣正式成为一名光荣的人体器官捐献志愿者。在王道荣最后的日子里，他得到了亲人无微不至的关怀。长期以来三个子女对老人的孝敬早已传为佳话，现在他们每一个人更是以不同的方式对老人付出自己的爱。正如王丽娟所说："我们兄妹对父母的爱是发自内心的、是埋在心底的、是无怨无悔的。"

病魔无情，王道荣最终离开了我们，没有任何传统的祭奠形式，他又走上另一条奉献之路：他的遗体成为西安交通大学医学部的"无语良师"，他的角膜帮助两位盲人重见光明。

王道荣以特殊的方式诠释了自己的人生观和价值观，他一生所追求的人生价值是如何做一个对别人有用的人。他的做法再次得到全体家人的认可，特别是与他相濡以沫的老伴王渝，也作出了百年之后献身医学的决定。王渝同王道荣一样也是西光厂的一名普通工人，和蔼可亲、勤劳善良的她将毕生精力奉献给她所热爱的工厂和家庭，她和老伴一起创建了务实、勤奋、仁爱的良好家风，并得到子女乃至孙辈的良好传承。

晚年的王渝重病缠身、卧床不起，同样她也得到了子女悉心的呵护与照顾。在她弥留之际，女儿王丽娟提前通知了遗体捐献中心和眼库，因为她知道角膜捐献有时间要求，最好提前做好准备工作。最终，王渝走完了平凡的人生之路，她和老伴一样走上另一条奉献之路：她的遗体成为西安交通大学医学部的"无语良师"，她的角膜帮助两位盲人重见光明。

"我们全家都赞成父母捐献遗体和角膜，我们问心无愧，我们敢于面对不同的声音。"王丽娟非常从容地说。对于父母的捐献行为，周围人有赞同的也有质疑的，"我们可以理解其他人对这件事有不同的认知，但不管周围人是什么想法，都不能改变我们的决定。父母对于我们和我们对于父母都是毫无保留地付出所有的爱心，作为子女我们无愧。捐献遗体和角膜可以帮助医学事业的发展，可以帮助盲人重见光明。只要能帮助到别人我们就开心，父母生前也一直这样教导我们，我们兄妹将来也会捐献遗体和角膜"。

　　性格直爽的王丽娟在和我们交流过程中一直是乐观开朗的，当她手里拿着父母的遗体和角膜捐献证书时又深情地说："父母的逝去我并不是不伤心，我一个人独处时也会流泪，也会想念他们。我觉得他们的人生非常有价值，当我在西安交通大学医学部'生命永恒'纪念碑上看到他们的名字时，我感到非常骄傲。"

泪洒为墨书　大爱人间驻

崔振中

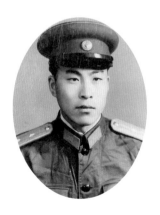

　　在我很小的时候，大约是八岁那年吧。

　　一天傍晚，早早放学、做完了作业的我，心底蓦然涌起一种浓稠极了的忧伤。我就那么无比忧郁又伤感地兀坐在家门前的台阶上，翘首盼望着父亲。

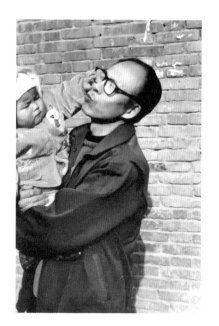

崔振中怀里抱着
儿子崔树功

终于，渐暗的天色里，走来了下班归家的父亲。

望见台阶上儿子的小小身影，父亲俯下高大的身子，亲切又有几分疑惑地问：

——你怎么坐在这儿，孩子？

——爸爸，我害怕，等你。

——孩子，你怕什么？

——我怕爸爸没有了……

——怎么会呢，孩子？

——我一天天长大了，却发现爸爸一天天变老了，我很怕爸爸哪一天越来越老，就、就没有了……呜呜呜……

我记得爸爸当时哈哈大笑起来，他一边安慰着我，一边伸出宽厚的大手，拉起我，走进那扇灯火温馨的家门……

和千千万万上一代的中国人一样，我的父亲和母亲一辈，都是地地道道的农民。他们一代又一代，生活在河北的一片大山里，辛勤劳作，繁衍生息，含辛茹苦，摩挲岁月。20世纪50年代初，十七岁的父亲，在他的父亲坚决乃至决绝的要求下，依依不舍地告别亲人，走出大山，来到首都北京，成为一名光荣的中国人民解放军战士。父亲一生中最引以为傲的，就是曾经担任过火箭军（当时叫"第二炮兵"）高级首长的一名警卫员。父亲从军近二十年，先北京，再柳州，又青海，后西安，一次又一次主动提出到祖国最艰苦、最需要的地方去锻炼、去奉献。

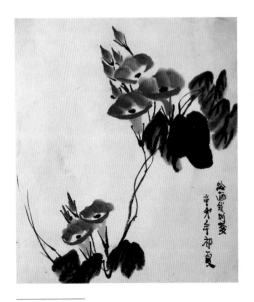

母亲的水墨画

我父亲年轻时英俊帅气，选择和同样生长在大山深处的质朴端庄的母亲结为夫妻。在那个动荡贫穷的年代里，和亿万中国父母一样，父亲和母亲胼手胝足，精打细算，含辛茹苦，燕子衔泥般一点一滴、一步一步，共同组建了家庭，生养、抚育了我们三兄妹。从我幼年时起，母亲就一直体弱多病，不知吃了多少药，看了多少医生，跑了多少医院……

母亲善良、直爽，生性敏感，小学都没有读完，却有着很好的艺术和语言天分，画得一手漂亮的丹青。

父亲正直、善良、质朴，复员后一直在基层做组织领导工作，任劳任怨、踏实肯干，是同事们心中公认的好人；工作家务忙碌之余，父亲最大的爱好就是读书、看报。父亲从年轻时就开始记日记，这个习惯竟然不间断地坚持了几十年，直到他生命即将逝去的前三天……

倏忽数十年，弹指一挥间。随着三个儿女成家立业，第三代渐渐长成，父母也逐渐老去。原先就身体不好的母亲，愈加腿脚麻疼，目胀头昏……就在数年前，母亲十分认真地向我提出：在身后将自己遗体捐出——这在我们整个家族，也是破天荒的事情！

而作为最理解母亲

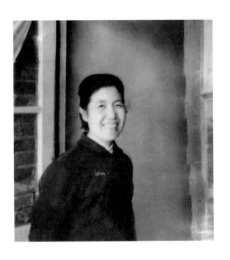

母亲

的儿子，我郑重地接受了妈妈的嘱托。

2018 年，虽常年不时咳嗽，但一直身体很好的父亲，病情持续加重，不到一年里连续住院四次，被诊断出患有肺气肿、肺纤维化、肺大泡等多种肺部疾病，并且已经非常严重。主治医生告诉我们，父亲的生命已经进入倒计时……二○二○年四五月间，一直把自己的身后事看得很重要的父亲，竟也毅然决定：身后将自己的遗体捐出！当时，我以为是自己听错了，或是父亲的一时兴起；可后来，父亲又数度嘱托我做好他身后遗体捐献的事情！

同样，我极为郑重地接受了父亲的嘱托。

公元二○二○年。这一年，在新冠肺炎疫情突袭我的祖国、全民上下齐心抗疫的难忘岁月里，我亲爱的父亲、我亲爱的母亲，在不到半年的时间里，先后永远地离开了我们，离开了这个美好的世界……我们认真遵循二老的重托，委托陕西省红十字遗体捐献中心（西安交通大学医学部遗体捐献办公室）和陕西省红十字眼库，将二老的遗体，捐献给了祖国的医学教育事业；并且，二老的眼角膜，分别给予了一位十三岁、一位十六岁、一位十九岁和一位四十三岁的中国公民，赋予了他们见证世间光明和人间大爱的美好新生！

亲爱的爸爸，亲爱的妈妈：倘若你们有知，那该是多么欣慰、多么欣悦呀！

爸爸和妈妈的名字，也和这里的每一位值得尊敬的遗体捐献者的名字，一同永远镌刻在"生命永恒"那块缅怀遗体捐献者的石碑上……受到父母大爱善举的榜样力量的鞭策，我们兄妹三人都已经决定身后将遗体捐献给祖国的医学教育事业；我的爱人和孩子，早在十几年前，就已经通过"中华遗嘱库"签订了身后捐献各自遗体的申请表。

据陕西省红十字遗体捐献中心的徐自力主任介绍：西安

交通大学医学部每年用于医学教学工作的"大体老师"，有一百二十位左右，而目前每年捐献为近七十位，缺口比三分之一还多；所以，百年身后，捐献遗体，既是利国利民之举，又能为人间造福；让我们用自己的绵薄善举，共同传递爱的力量，播撒一点爱的阳光吧！

最后，以我亲爱的父亲，于一九五九年冬天，在青海高原门源县写下的一首激越昂扬的诗篇来结束本文。

《首过海北达坂山》

崔振中

海北高原达坂山，雪地冰峰触蓝天。

乘车飞行盘山路，胜似天宫驾云仙。

卫国从军近九年，粤桂青海远调遣。

炎热寒冷炼体魄，博览神州好河山。

生命在奉献中延续

有这样一群大爱无疆的人，他们在自己生命的最后时刻，选择用大爱传承生命，让自己的生命在他人的身上得到延续。"我一辈子从医，走了以后也要为医学事业做点儿贡献，器官如果有用就捐给需要的人，遗体可以用于医学解剖。"这是我的外婆——王玉琦的遗愿。她是我国著名的药学专家，西安交通大学第一附属药学部原主任、药学学科奠基人之一。

我的外婆王玉琦于1944年考入华西协和大学（今四川大学华西医学中心）理学院药学系。1952年在西北医学院附属医院（二附院）工作，1956年从二附院调入一附院筹建药剂

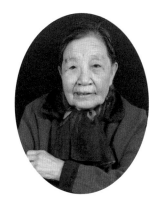

王玉琦

科,任一附院药剂科主任,直至退休。1983 年王玉琦教授首先在陕西省开展临床药学工作,并开设学习班为陕西省及周边省份培养了大批临床药学工作人员,奠定了临床药学基础。她一生为人谦和,刻苦钻研业务,勇于创新,大胆实践,深入进行本学科的专题研究工作,带领科内同事亲自参与新产品试制、推广新技术,在解决药剂工作复杂疑难问题方面有很深的造诣,提高了医院的药剂工作水平,为医院药学事业作出贡献,为陕西乃至全国药学事业鞠躬尽瘁。

外婆一生从事医学研究工作,深知遗体稀缺一直是制约医学教学和临床研究的重要因素。她在求学时期,就遇到过因为遗体稀缺而影响正常开展教学和研究的问题,所以很早就萌生了捐献遗体的想法。她希望后继的医生们不用再为此类问题苦恼。 在外婆的影响下,外公也自愿签订了公民遗体捐献申请表。在他们看来,这是一种家风的传承,也是个人回报社会的一种方式,更是为人类攀登医学高峰提供基石。"我觉得我父母真的很伟大,他们自愿捐献遗体的高尚行为,值得我们学习,也希望有更多的人去关注遗体捐献。" 我的妈妈这样说。

2020 年 12 月 27 日 11 时 31 分,外婆与世长辞,享年 97 岁。尊重她生前遗愿,将遗体捐献给西安交通大学医学部,用于医学研究和教学,外婆的角膜帮助了两位盲人重见光明。

外婆是位坚强、朴实的老人,她为医学事业的发展作出了自己最后的贡献。她一生淡泊名利,不计较个人得失;她非常关心和照顾年轻人,注重学科人才培养和梯队建设;她心地善良、为人平和,善待周围每一个人,是一位受人尊敬

点亮生命 播种希望

第一章

的长者；她正直坦诚，爱憎分明，以自己的一身正气影响了一大批年轻人，成为待人接物、做人做事的楷模；她认真负责、严谨务实，对待工作踏踏实实、一丝不苟，作为交大一附院老一代优秀的药学专家，为医院药剂科的建设和发展作出了卓越贡献。

遗体和器官捐献是一项社会公益事业，是红十字人和医务工作者搭建起来的爱的平台，其宗旨是为我国的医学教育和研究事业服务。志愿者捐献的遗体或者器官将会全部用于医学教学和科学研究。捐献遗体和角膜是人类进步、社会文明发展的体现，越来越多的潜在捐献者参与其中，社会各界也有越来越多的人关注和支持这项事业，不断上演着接力爱、分享爱、延续爱的感人故事。生命，因短暂和仅有一次而显得更为宝贵。然而，遗体捐献者却战胜了短暂，使生命的价值得以升华，获得了永恒。这是多么神奇而又崇高的事！但愿这份爱、这份情，可以变成一条生命的纽带，世世传承。

生而平凡，却似漫天星辰

自小我在爷爷家长大，直到上了大学后才搬到了大学宿舍住，毕业工作后仍然保持每天回来看看的习惯，可以说我的每个成长阶段都离不开与爷爷奶奶的相处。自我有记忆起，爷爷便是家里面的大家长，无论修理器械还是洗衣做饭，制作各种手工，他都得心应手。他总会在天渐渐变冷的时候支起炉子让屋里更加暖和，也总在炎炎夏日时，提着几个西瓜给我们解渴。他喜欢联系街坊邻居及亲朋好友，给予别人最

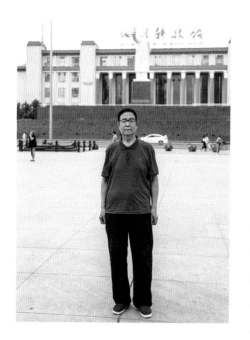

大的帮助。曾经的我只觉得爷爷喜欢为别人瞎操心，如今的我才明白这是真正的品格。爷爷喜欢旅游，喜欢看外面的世界，喜欢看书读报纸，他始终没有停止了解这个世界，没有拒绝对于新鲜事物的学习。他喜欢我们每一个孩子，无论是我们的父母还是我们几个孙子，记得有一次我跟女朋友到爷爷家中做客，他对我女朋友说："这个家就是一个庇护所，无论遇到什么事情，这个家的大门永远为你们敞开，为你们遮风挡雨。"当你进门或者出门时，他总会与你握手，作为见面或告别的礼仪。他每天早上总会把头发梳得整整齐齐，给脸上涂抹雪花膏，刮干净舌苔，这是爷爷的讲究。爷爷喜欢看一些抗日战争、解放战争时期的黑白老电影，"没有共产党就没有新中国"是爷爷常提起的一句话。那时，我还处于懵懂，只能从爷爷的眼中看到无比坚定的目光，直到我长大入党后，才体会到爷爷当时的那份坚定与骄傲。

随着我们成长，爸妈都已人到中年，爷爷奶奶的身体也不再如儿时记忆里那般硬朗，爷爷得了很严重的心脏疾病，同时他的肺功能因为吸烟的原因也日渐衰退，膝盖问题导致腿脚不便利，他不再是那个无所不能的大家长，无法再大包大揽、照顾一切。2020年我们去了青海旅游，穿越了茶卡盐湖，看了原子弹发射基地，一路上爷爷给我们讲了很多有关历史、地理方面的知识。回到家后恰逢国庆节期间，北方寒流来袭，爷爷的病情便越来越严重了，开始辗转于医院及家中。我原本以为这次也和前些年一样，爷爷总会挺过来，但遗憾的是他最终走向了生命倒计时。

2021 年 3 月 14 日下午，计划中爷爷当天晚上就可以从 ICU 病房转至普通病房，早上的时候我打他的手机想和他聊几句，但总是没人接听，下午的时候接到消息他在与护士的对话中微笑着离开了，他的生命停止了。那一刻我很难接受，我们没能和他做最后的问候与交流。遵从爷爷生前的习惯与嘱咐，我们为他换上了黑色的西服与大衣，让他体面离开。我一直在想如果有机会和爷爷做最后的道别，我会说些什么，我大概会讲"爷爷，我们永远爱你"。

在两天之后的遗体告别仪式上，我看着他的遗体，面色非常平和与安详。我告别时，又握了握他的手，就像以前的每一次一样。这种感觉我永远不会忘记，这一次是我最后一次同他握手。

这就是我的爷爷，一个生而平凡，却又如同漫天星辰般散发耀眼光芒的普通人，他为我们的家庭传承了团结友爱、热爱生活、热爱家庭的家风家训，使我们拥有了自强自立、坚韧勇敢、勤奋进取、助人为乐的优秀品质，更让我们明白了许多的生活哲理。他将自己的遗体捐献给了社会做医学研究，将自己的眼角膜捐献给了等待援助的病人，让他们可以重见光明，他用自己一生的行动诠释何为无私奉献，舍己为人。

时光荏苒，岁月如歌，转瞬之间我亲爱的爷爷已经离开我们两年之久了，时至今日，我们总会在家里有喜讯或逢年过节之时赶往交大医学院的生命纪念碑前献花，汇报工作的近况、谈谈城市的变化发展、唠唠琐碎的家常……我每天都会想起他，总会感叹如果他没有离开该有多好。他离开了却像未曾离开一样，家中无法再听到爷爷孜孜不倦的教诲，但他跟我诉说的人生哲理早已烙在心头；也许再也无法听到他在家中的欢声笑语，但他传承给我们的"团结友爱、热爱生活、热爱家庭"的家风家训永远响彻耳边。我想，他也许只是化作了万千繁星中的一颗，每当我在夜空中抬头仰望时，他也在注视着我，如同漫天星辰一般，指引着我的道路。

肝胆相照的百年情怀

"我一定要迎接建党一百周年伟大时刻的到来，让我的子孙迎接第二个百年"，这是 97 岁高龄的中国民主建国会委员、离休干部施昌烜同志的最后愿望。施昌烜同志 1924 年出生于反对帝国主义、反对封建军阀的大革命时期的上海，成长于战火纷飞的战争年代。

身为民主党派人士，施昌烜一生学习共产党的精神、拥

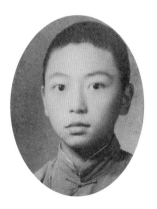
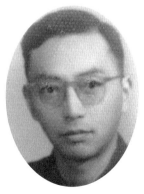

施昌烜

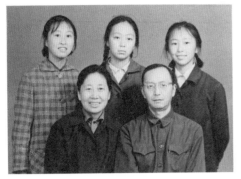

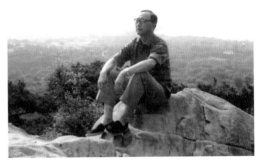

施昌焜同志及其
家人

护共产党的领导，拥有肝胆相照的百年情怀。他亲身经历及
见证了中国共产党领导中国人民实现了民族独立和人民解放。
施昌焜1943年9月至1947年7月在交通大学工业管理系学习；
1947年7月至1949年6月在四川宜宾电瓷厂、南京电瓷厂任
技术员；之后他的工作足迹由东北的沈阳到云南的草坎，直
至1985年4月在西安中国有色金属工业总公司光荣离休，为
新中国冶金事业的发展作出贡献。

他饱含革命信仰，有着浓烈的革命情怀、坚定的革命信念。
他将这种信念付诸工作、生活之中。无论在哪里工作，他都
是一个标杆，无论在哪里奋斗，他都是一面旗帜。敬业奉献
是他一生追求的目标，真诚负责、严于律己又是他一生的行
为准则。为了完成把一切献给国家的宏图大志，2017年93岁
高龄的施昌焜同志委托女儿来到西安市红十字会，办理了遗
体角膜捐献手续，成为一名光荣的捐献志愿者。

2021年6月7日，施昌焜同志永远离开了我们，但他并
没有"休息"，而是走向另一条奉献之路，有了另一份特殊
的"工作"，施昌焜同志的遗体来到西安交通大学，成为一
名神圣的"大体老师"。在建党百年来临之际，施昌焜同志
将遗体和角膜捐献给祖国的医学事业，表现出为党奉献一
切的伟大精神。遗体告别仪式上，施昌焜的女儿噙着泪水

对父亲说："您已圆满一生，善始善终，您的精神我们必将传承！"近百年来，施昌烜同志用无私的奉献诠释了自己对中国共产党的热爱，肝胆相照，共创未来，他的眼睛将见证建党一百年伟大时刻的到来，他的精神给我们上了一堂生动的人文教育课，必将影响终生。

来如夏花之绚烂　去如秋叶之静美

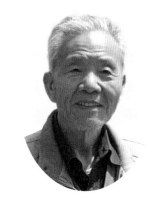

郭克林

"如果可以，要成为杰出的人，要寻求机会，不求安稳。要做有意义的冒险。可能会失败，但要渴望成功。去创造、去思考。要挑战的人生，不要万无一失的活着。宁要心满意足的颤抖，不要萎靡虚空的平静。挺胸直立，骄傲且无所畏惧。"这是一位从医多年的老院长留给儿子最后的话语。

郭克林，祖籍河南洛阳，1945 年 3 月出生，兄弟六人，在家中排行第二。从小很喜欢学习，学习阶段一直保持着优异的成绩。他沉默寡言，不善表达，总喜欢一个人静静写字。上学期间他立志成为一名医务工作者，在家人的支持下，又通过自身不懈努力，1965 年考入了苏州医学院。学成毕业之后，他积极响应国家支援大西北的号召，在中国西部张掖、武威等贫瘠地区持续工作了 23 年，把自己的青春热血、辛勤汗水融入这片土地。作为一名医务工作者，他献身医学，忠于人民，

点亮生命　播种希望

第●章

刻苦钻研、救死扶伤，先后担任外科医师、骨外科副主任医师，1987 年到 2003 年期间担任 794 医院副院长、796 医院院长等职，他为祖国医疗卫生事业的发展不懈奋斗着。

2015 年，郭克林检查出来患上肝炎、肝硬化等多种疾病。两年后又确诊患有亚急性特发性肺纤维化。在患病治疗期间，他通过西安市红十字会申请登记成为中国人体器官捐献志愿者，与西安交通大学医学部签订了公民遗体捐献申请表。他写道："作为一名共产党员，感谢祖国和党的培养。从医半生，深切明白'大体老师'对于医学研究的重要性及稀缺性。医学的发展需要科研载体，我希望能用自己的躯体为医学做最后的贡献。我认为，遗体捐献不仅是一种公益行为，更是一种人道、博爱、奉献的红十字精神的传承与发扬，在日后，我希望通过大家的不懈努力，培养出更多优秀的医学生，让更多的群众加入遗体捐献的队伍，让这种精神生生不息！"

陕西省红十字遗体捐献中心（西安交通大学医学部遗体捐献办公室）主任徐自力向郭克林儿子颁发郭克林的捐献证书

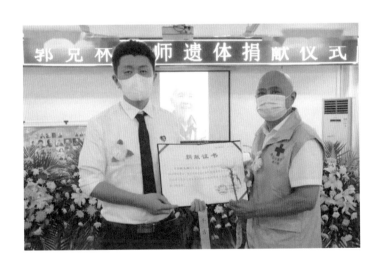

病重六年来，郭克林虽然积极配合治疗，但最终于 2021 年 7 月 27 日因为呼吸衰竭不幸离世，享年 76 岁。郭克林同

志的遗体被用于医学研究，捐献的眼角膜已使两名角膜溃疡患者重见光明。"父亲的眼睛能再次看到这个世界，我们都很欣慰。能发挥余热再次帮助到他人，这是父亲最后的心愿。"郭克林的儿女们说。

来如夏花之绚烂，去如秋叶之静美。郭克林老人用一生诠释着对祖国、对医学教育事业、对社会的责任与担当，用大爱无私的精神，将有限的生命延伸出无限的可能。

让爱心永续，向生命致敬

在我们身边，有很多看似平凡其实不平凡的人，他们以馈赠生命礼物的方式，去挽救他人生命，使他人重见光明，他们以实际行动践行了人间大爱，阐释了生命的意义。他们是人体器官、遗体（角膜）捐献者。在铜川市王益区，就有这么一对夫妻，他们一起签署了公民遗体捐献申请表，让爱

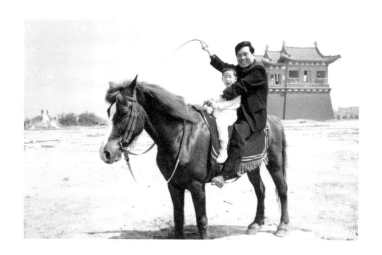

张文彬

心永续，向生命致敬。

张文彬生于 1963 年 1 月 23 日，1982 年 10 月参加工作，先后在铜川市纺织厂、铜川市灯泡厂、铜川市王益区 148 法律事务所工作，后因病在铜川市灯泡厂办理退休。2012 年 11 月因糖尿病并发症造成肝腹水、肝硬化（失代偿期）、高血压、冠心病，视网膜病变造成双眼失明，肾脏衰竭血液透析（二周五次）。在近十年有病期间他都积极配合治疗。平日里，他开朗、热情、健谈、思维敏捷，天天听收音机关心国家大事。他的口头禅是：开开心心过好每一天。生病期间，他受到了社会的关爱，单位领导、同事、同学、好心人的热心帮助。

张文彬是一个热心、有恩必报之人，他经常对妻子裘芳说："人死了什么都没有，大家对我这么关心，我也回报不了，如果我的遗体能为攻克医学难题发挥作用，我的器官能帮助他人恢复健康，那么我死后把遗体全部捐献来回报社会，做一个医学生的'无语良师'。"

2020 年 5 月 3 日，张文彬因病突发脑出血住院抢救后，感觉自己将到达生命的终点。在病情基本稳定后，7 月 20 日，张文彬和妻子裘芳冒着大雨一同前往王益区红十字会，表达了捐献遗体的意愿。

裘芳是张文彬的妻子，也是一名老党员，非常理解和赞同他的想法，裘芳说："我是一名共产党员，要把一切献给党、献给人民、献给祖国。所以，我要履行一个党员的职责，做一个彻底无私奉献的人，把我的最后一点财富交给医学科学事业，为祖国培养出更多更好的医务工作者。"于是他们夫妻在儿子张剑楠的陪同下填写了公民遗体捐献申请表，成为铜川市王益区第 11、12 位遗体捐献志愿者。

2021 年 7 月 26 日中午，张文彬在铜川矿务局中心医院血液透析中心再次突发脑出血并进行抢救，家人第一时间联系了王益区红十字会说明了情况，铜川市红十字会领导和王益区红十字会领导及工作人员及时来到医院看望和沟通。17时张文彬病逝，在王益区红十字会协调下完成了捐献遗体的有关事宜。7月28日在铜川市殡仪馆举行了遗体捐献告别仪式，领取了捐献遗体证书。张文彬成为铜川市王益区首例遗体捐献者，用一种特殊的方式，为生命画上完美的句号。

在春节期间，省红十字会、省人体器官捐献管理中心，市、区红十字会对遗体捐献家属进行了慰问，让裘芳感到了温暖和关爱。裘芳觉得，自己和丈夫这样做很有意义，很有价值。

2022年7月24日，在丈夫张文彬遗体捐献一周年之际，裘芳和儿子张剑楠一同到西安交大遗体捐献纪念园和遗体人文教育基地，在遗体捐献办公室有关人员的陪同下为去世一周年的张文彬献上一束菊花表示悼念。在他们的影响下，儿子张剑楠也向红十字会的工作人员表达了捐献遗体的愿望。

让生命之花在爱的形式中延续
——追忆我的父亲陈立义

有一种爱，无处不在，只是你可能未曾发现；其实，蓦然回首，这种爱，就在我们身边。有这样一位很普通的老人，在他生命的最后时刻，用他很普通的抉择给我们做子女的上了人生中最宝贵的一课，诠释了什么是"大爱无言，奉献无声"的真正含义。这位老人就是我慈爱的父亲——陈立义。

我的父亲是西安汽车配件厂的一名普通产业工人，为了

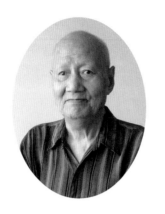

陈立义

我们这个家辛苦操劳了大半辈子。和大多数普通家庭一样，退休后他安享着家庭和睦与儿孙满堂的老来福。然而，在2021年春节后，父亲突然发现自己吞咽、呼吸有些困难，在母亲的逼迫下他去医院检查，确诊为下咽喉癌。这对于我们家来说简直是晴天霹雳，一家人都慌乱得没了主意。频繁的各种检查、各项化验、各种药物治疗，特别是主任大夫建议转院再确诊引起了父亲的疑心，当转院至交大二附院肿瘤科治疗时，老父亲反而轻松了许多。当家人还在纠结是隐瞒还是告诉父亲实际病情时，父亲把全家人召集在一起，说："在肿瘤科治病，能有什么好病？你们不用瞒着我，人吃五谷杂粮咋能不生病，谁能长命百岁啊！没事没事，咱们配合大夫好好治疗就行。"父亲豁达平和的心态给全家人带来了与病魔作斗争的信心。在患病治疗期间，不善言辞的他积极配合大夫治疗，尽管化疗的不良反应很大，但他仍若无其事地和母亲下跳棋、斗地主，玩手机、看视频。咽部的不适造成他吃饭、说话都很困难，但父亲总说："我想办法也要多吃点东西，我多吃一口，才有劲儿和癌细胞斗！"父亲坚强、乐观的心态，给压抑的病区带来一缕春风，感染着同病区的病友；开朗、豁达的精神也赢得了医生护士们的尊重，护士们都亲切地叫父亲"跳棋爷爷"。

父亲的突发疾病，再一次督促我和姐姐商量尽快给父母买墓地安排身后事，我的朋友也帮忙推荐给我合适的墓址。当我郑重其事地再次跟父母提及我想购买墓地的想法时，父母却淡淡一笑，特别是父亲就一句话："我和你妈的身后事你们不用操心，我和你妈早几年前就商量好了，就一个字——

捐！""捐什么？""死后我们捐遗体！"……听到这话，我彻底被震惊了！看着我目瞪口呆的表情，父亲和颜悦色地说："娃，你想想，爸这病不好，如果哪一天走了，你把爸跟别人一样送到火葬场一烧，是简单，但可惜不？一把灰能干啥？为啥爸不能把自己的身体一捐，捐给医学院，一是给你们儿女减少麻烦，二是看爸身上哪些器官能用，能用就换给别人。如果爸年龄大了实在用不成，就让那些搞医的教授们、学医的学生们用爸的身体好好研究癌症、好好学习医学，努力攻克癌症这个难题，今后让别的病人少受罪、让学生们能学有所成，这不好吗？……"一旁的母亲也连连点头。"让我想想，我脑子乱了，让我想想咱们再说！"我逃似的出了家门。当我将父亲的想法告诉亲属和朋友们后，压力扑面而来。"老人得病是糊涂了，你可不能听他们的。古人都说入土为安，咱又不是买不起墓地，你再把你爸捐了，你就是大不孝！……"面对各种非议，自认为还算可以称得上"孝子"的我该如何抉择，我陷入了两难之中。父亲看出了我的苦恼，再一次给我做思想工作："娃呀，早几年你说买墓地我们都不同意，让你不管，其实我们早就商量好了，不管谁先走，百年后就直接捐遗体。现在你的任务就是给我们打听哪儿要爸的遗体，完成我们老人这最后的心愿。我们也知道别人会对我们老两口的想法有意见，我们不糊涂，我们不怕。人，活了一把年龄，啥事没经过、啥事看不透。如果连自己的身后事都不能自己做主，这不悲哀吗？你是孝子，你懂得孝的含义吗？孝，不仅仅是让父

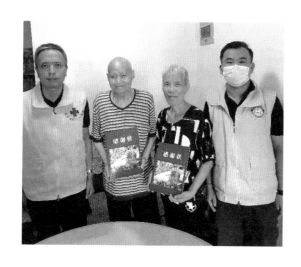

工作人员向父母颁发感谢状

点亮生命　播种希望　第　章

母吃饱穿暖；孝，更多的含义是顺，要顺着老人的心意去做事做人。况且我们这最后所做的是正事好事，咱不管别人怎样说，咱家的事咱们自己做主！我们老两口的选择，我们老两口不怪你们儿女！"……听着父母坚定的话语、看着父母坚定的目光，我泪流满面，也深深地被他们朴实无华的话语打动，我决定顶住外界压力去完成父母，特别是老父亲最后的心愿。经多方打听联系，2021 年 8 月 27 日，我的父母特意选择在他们结婚 55 周年纪念日这一天，在儿孙和陕西省红十字眼库、西安市眼库银勇主任及陕西省红十字遗体捐献中心、交大医学部遗体捐献办公室工作人员的见证下，共同庄严地在公民遗体捐献申请表上签下了自己的名字，给他们自己送了一份特殊的结婚纪念日礼物：去世后，不火化，丧事从简，捐献遗体角膜，用于医学院老师学生们的医疗教学和医学研究，去拯救更多人的生命！

看着他们如释重负开心地笑着互送祝福时，我刹那间泪如泉涌，深刻感受到了什么是"爱"：自己的父母如此的深明大义，这才是相互理解、相互尊重、相濡以沫一辈子的人间真爱。

病魔无情人有情。2022 年 8 月 4 日，父亲在家里带着对全家人的眷恋静静地离开了这个世界。第二天，我就接到西安市眼库工作人员发来的短信，得知父亲的眼角膜成功地移植给两位眼疾患者，他们重见了光明。当听到这个消息，母亲和家里人都哭了，母亲捧着父亲的照片喃喃自语、泣不成声："老伴儿，你听见了吗，你的眼睛没浪费，你的眼角膜让两个人又看见这个世界了。老伴儿，你的做法是正确的，咱们的想法是对的，老伴儿，老伴儿……"父亲眼角膜成功移植给需要的眼疾患者，作为儿子，我的内心被深深触动了：人，离开这个世界后，自己的角膜还能让需要的人重新见到光明，这是何等的无私和功德啊？"我如果能把光明给了你，请你一定替我再活出精彩！"父亲曾经朴素的话语，此时再次萦绕在我的耳边。当我们把这个消息再告诉身边的亲朋好友后，他们也都从震惊中逐渐感受到了我父亲这个普普通通的老人他最后的决定是多么的高尚和光荣。"大哥真的让别人又看见了？""爷爷真伟大！""叔叔真太厉害！""老爷子真棒！"……如今，父亲已实现自己最后的心愿——完成了遗体捐献，成为交大一附院医学部的一位"大体老师"。父亲这个普普通通的选择让我们做子女的重新思考生命的意义。如果说我们这个普普通通的工人家庭有家风的传承，父亲曾经教育我们子女的是"靠天靠地不如靠自己——自立自强；流自己的汗，挣自己的钱，吃自己的饭——不占不贪；钱多钱少，够用就好——知足常乐"。那么，现在，父亲和母亲又言传身教地留给我们一份最宝贵的精神遗产引领我们去学习，那就是：选择和取舍——人，活着，精神不死；人，逝去，精神（大爱）永存。此刻，夜已深，窗外沥沥的春雨仿佛也懂得我对父亲的深深思念。就用我曾写的一首诗（词）作为文章的结束语，缅怀父亲的在天之灵。

悼·家父百日祭

烟蒙夜雨，无眠人不语。
伫立窗前思缕缕，心如麻乱无序。
忆起少时杂院，树下花丛脸庞。
木头市中姐弟嬉闹，
鸡鸭狗鸽鸟欢唱。
热处理三班倒劳累，
粉尘里挥汗如雨繁忙。

为持家不畏艰苦，

自学艺做家具挺起脊梁。

收音机电唱机电视机家中宝贝，

摆出去和四邻一起共享。

仲夏夜分瓜果与邻品尝，

寒冬里互帮助接济口粮。

……

骨气和无私成就铮铮铁骨，

儿女看儿女学儿女成长。

岁月里皱纹爬上脸庞，

勤劳中不觉白发苍苍。

西后地抚养孙子孙女，

总想着总是替儿女分忧帮忙。

住三桥和老母恩爱携手，

自立自强中引来别人羡慕的目光。

"流自己的汗挣自己的钱吃自己的饭"不看人脸；

"钱多钱少够用就好"不给儿女添麻烦。

……

"以身作则"的举止教诲子女，

"知足常乐"的心态尽显慈祥。

……

忆往昔，

粗茶淡饭下酒，欢声笑语时光。

可恨无情病魔，

觊觎家父身上。

一年半载乐观抗争，

叹"天意难违"，无奈无常！

"把有用的器官留给需要的病人";

"把身体交给医学院让医生和学生们用于医学研究去战胜癌症!"

……

生前和老母共商共定捐献遗体,

直面死亡,给儿女做了最后的榜样!

平凡的一生,

身影时常浮现在儿脑海,

"立德""义举",

您的名字终将与日月同光!

怒放的生命

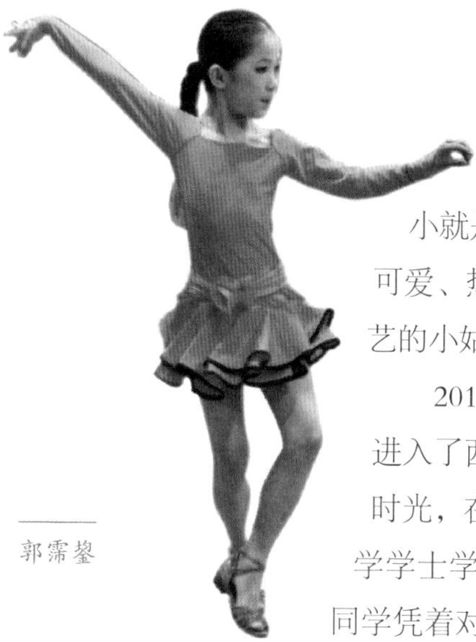

生前她用自己的舞蹈舞出了人生的精彩,在生命的最后用遗体(角膜)捐献的方式点亮世界,让生命之花再次"怒放"。郭霈鋆,陕西西安人,从小就是大家心中的小天使。她长相甜美、活泼可爱、热爱音乐,很有舞蹈天赋,是一个多才多艺的小姑娘。

2018年秋天,她抱着对未知的无畏与期待进入了西安外事学院,开始了人生中美好的大学时光,在表演专业散发出无限光芒,并获得艺术学学士学位。台上一分钟,台下十年功。郭霈鋆同学凭着对舞蹈的热忱,一直坚持练习,十几年来

郭霈鋆

点亮生命 播种希望 第章

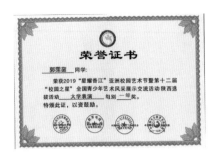

无论炎热飞雪，她都是最早出现在练舞房的。功夫不负有心人，通过自身不断的努力，她大学期间通过中国歌剧舞剧院社会艺术水平考级认证，获得第十届西安国际标准舞蹈运动艺术全国公开赛第一名、第十一届西安国际标准舞蹈运动艺术全国公开赛第一名、第十六届"未来之星"全国特长生文化艺术周选拔活动语言青年组别一等奖、2019"星耀香江"亚洲校园艺术节暨第十二届"校园之星"全国青少年艺术风采展示交流活动陕西选拔活动大学表演组别一等奖。

她曾参与组织全国青少年语言艺术素养展示评价活动、参与录制儿童广播剧《妈妈在远方》、参演多部儿童舞台剧全国巡演并参与学校话剧《白鹿原》演出。她深知"学艺先做人"，在学好专业课的基础上，郭霈鋆同学积极参与学校组织的各项活动，踊跃参加社会实践。大学期间的每个假期都能在养老院看到她的身影，她爱说爱笑，为人真诚，总是帮助老人，和老人们拉家常。只要有她在，整个院子都洋溢着青春的气息，其乐融融，笑声一片。然而，命运跟郭霈鋆开了一个大大的玩笑，21 岁的她英年早逝。她如同初升的太阳，却也如同夕阳西下，即将陨落。

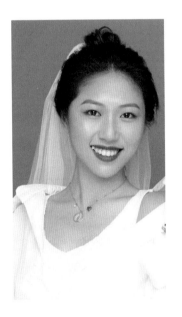

大学时期的郭霈鋆

2021 年 11 月 1 日上午，秋

雨霏霏，枫叶瑟瑟，郭霈銮同学遗体捐献仪式在西安交通大学医学部遗体捐献厅举行。伴随着哀乐、绢花、眼泪，郭霈銮的家人、朋友、老师、同学前来为她送别，帮她完成最后的心愿（遗体、角膜捐献）。陕西省红十字遗体捐献中心代表、陕西省红十字眼库代表、西安外事学院领导都参加了仪式。郭霈銮同学以另一种方式进入了西安交通大学医学部，教书育人，绽放光彩。秋是一种轮回，秋风起时，生命的沉睡为春而蓄势待发。郭霈銮同学用自己的行动诠释了对这个世界最后的善意和勇敢，为人类健康事业作出自己最后的贡献。

致敬郭霈銮老师！

一封通往天堂的家书
——追忆"父亲"韩云飞

又是一年清明季，阴雨绵绵，心情忧伤的我抬眼看到了面前的文竹，瞬间泪流满面。这盆文竹陪伴了我的老父亲十余年，临终前父亲将它托付给我，要我好好善待它。如今这盆文竹被我细心呵护，宝贝似的珍藏着。亲爱的老父亲您在那边可好？大学生肯定比小学生听话好教，对吗？您离开我们一年半了，大学生活很美好吧！那里一定没有病痛。梦中的你总是笑呵呵，没有烦恼。因为我们都是听话的孩子，您说的话我们全部都会执行。您刚离开，哥哥姐姐们让我第一时间拨通了红十字会的电话，在您离开十二小时后顺利带您进入您一直向往的西安交通大学，圆了你教大学生的梦。为了您的梦想，我们曾经去找寻过多少次，一开始不知道找谁，住院的时候还问过医生。我记得您曾这样问"我全身的器官都不健康，人家会要吗？我只想让他们研究一下我的糖尿病为什么不是三多一少这样的症状？我是吃得少喝得少尿得少，体重还慢慢增加。我很好奇为什么？"带着能否捐献的疑问，我们拨通了北京红十字会的电话。听筒那边知道我们的想法后告诉我渭南市红十字会的电话。当我拨通渭南市红十字会的电话，得知具体地址后，我们就骑上电动三轮车载着老父去了红十字会，接待我们的是张涛老师。我将老人的想法告诉他，他很感动。此时老人已是九旬高龄，接受不了网络的他一定要亲自办好身后事，非得让我扶着他上到红十字会的四楼还是五楼办公室。只记得当时张老师告诉我以后不让老人跑，他们可以上门服务。当我了解了遗体捐献的流程后，我将自己的担心讲给老父亲听。他安慰我不用担心，会有办法。一开始父亲将这件事告诉两个姐姐的时候，她们只是哭，表示不同意。原因很多，比如怕村上人笑话，农村人讲究全尸入土为安，……老父亲多次和女儿们聊这个话题，她们不再反对，但还是不接受。我后来劝她们先尊重老人答应下来，让老人圆了这个梦。等老人走后，我们捐不捐献他也不知道了。没想到老父亲早准备好了对付儿女的办法，遗书中提到了不捐献的后果。就是这样的一份遗嘱，让我们乖乖听了您的话，做了您想完成的心愿。重病缠身，深受疼痛折磨的你几乎拿不住笔，这份遗书分了三次才写好，还让我看看要改的错字。

"人死如灯灭，我们都是平凡的普通人。活着对社会没贡献，死后就将身体献给医学，也没白来一趟人间。"多么朴实的话语。我会和您一样处理自己的身后事，因为我也是普通的百姓。我将自己的想法告诉您的孙女后，她很赞成我的决定，并告诉我她将来也要像爷爷一样处理自己的身后事。爷爷永远是我们的带路人。下面这张祖孙三代的照片是 2019 年 7 月您孙女参加工作前一天拍摄的，留下了满满的回忆。天堂的父亲，女儿想您时只能盯着照片看看。我会好好珍惜现在的生活，每天做自己喜欢的事情，练习毛笔字没停过，也成了我生活中不可缺的一部分。写得不好，可我没放弃。我要像父亲一样坚强。

祖孙三代合照

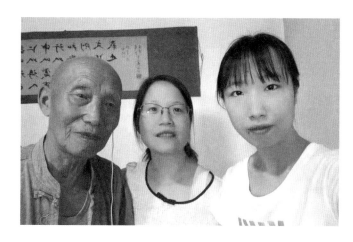

好人张三民

提起好人好事，人们总会想起毛泽东同志的一句话"做一件好事不难，难的是做一辈子好事"。好人张三民不仅做了一辈子好事，在身后依然在做"好事"。生于陕西省蓝田县的张三民自幼心灵手巧，爱学习、爱钻研、爱操作。他性格开朗、热爱生活、兴趣广泛，这些特点使他成为西北第二印染厂里的一个"能干人"。在厂里，他是技术标兵，精通专业技术，曾废寝忘食数十日、反复研究实验，成功改良设

点亮生命　播种希望　第一章

计了一件工厂一线常用的专业工具，受到广大工友和领导的高度赞赏，当地报纸刊登和表扬了他勇于创新的事迹。

在家里，他更是将自己的多才多艺发挥得淋漓尽致，大到设计并亲手打造家具、小到修理家电甚至手表，他无所不能，只要是邻里有困难，他总能帮忙解决。退休后，闲不住的他依然是心肠火热，看到专业磨刀的师傅越来越少，就亲自设计改装了磨刀机器。他磨刀不仅速度快而且效果好，并且是免费为大家磨刀，有一天他一口气磨了50多把刀。当记者采访他时，他笑呵呵地说："我只想为群众做点啥。"

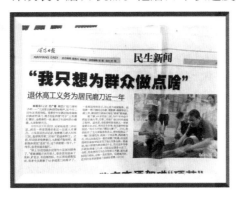

他不仅能"武"，更是能"文"，美术、音乐、诗歌、摄影、文学都有涉猎。正是因为他的全面发展，1972年被单位选送至西安交通大学学习。

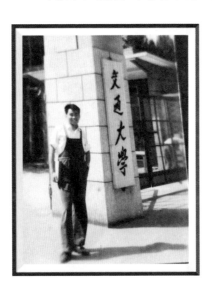

在大学期间他更是珍惜机会，刻苦努力、勤奋学习，路灯下有他看书的身影，三伏酷暑天里有他背诵英语的声音。完成学业后，他又回到西北第二印染厂担任工程师直至退休。他一生乐于奉献，更是将满腔的爱给予家人。虽然晚年他不幸身患重疾，但依旧乐观开朗，积

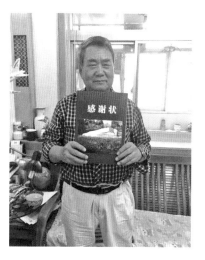

极治病，虽然身体痛苦，但他在家人面前依旧笑容满面。在与疾病斗争的同时，他又在考虑另一件事：捐献遗体和角膜。当他提出这个想法时，家人都表示理解和支持，他一辈子都爱帮助别人，百年之后也闲不住，依旧要为社会做贡献。

2021 年 11 月 14 日，张三民先生不幸去世，他完成了自己的心愿，再为母校和医学事业做最后一件好事——将遗体捐献给母校西安交通大学医学部，将角膜捐献给陕西省红十字眼库。

写给我们一起走过的 29 年

我用这种时空交错的方式，在文字中和你再次相遇。没有华丽的辞藻，只有我们平淡快乐的 29 年时光。真正的别离没有桃花潭水，没有长亭古道，只不过在同样洒满阳光的早上，你留在了昨天！人生的旅途，总要相逢也总要再见。谢谢你，陪伴着我一路的成长，助力着我的每一步前进。

你停在了我的 29 岁里，也止步于你的 55 岁中。但我觉得，我们的快乐大于悲伤，收获大于遗憾。春生夏明朗，秋祺冬

点亮生命　播种希望

第章

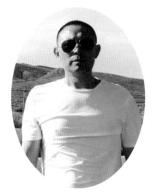

谷峰

瑞康，欢愉且胜意。人生并没有太多的来日方长，一别也再无归期。从 2022 年 3 月 8 日起，我们坚守着你的信念和遗愿，替你完成了你生命中最后一件大事。你也如愿以偿地按照自己的心愿奔向了新的岗位和工作，成为一名"大体老师"，点亮了别人的光明。眼角膜和遗体的捐献，让素未谋面的陌生人代替你继续看着这个世界。也希望这对眼角膜，可以替你看尽世间繁华。

相比于不辞而别，我是幸运的，因为，我们都认真跟彼此说了"再见"。你没有遗憾地挥手再见，我依依不舍地和你道别。你陪伴我的 29 年，这一刻，像电影一样，一帧帧在脑海里闪现。我想我会努力成为你的骄傲，成为你的延续，成为你的影子。每一秒、每一天、每一个清晨和日暮，都有我们的过往。

这一生啊，遇见你，是我们的福气。就算是人生的倒计时，我们也要精彩地过。结局的好与坏，都不影响我们享受这彼此欢愉的过程。

小时候，你带我走过祖国的大好山河；长大后，我带你看过世间美好。我走过我们走过的路这算不算相拥，我吹过我们吹过的风这是不是相逢。这一生，你总在为别人慷慨解囊。我们也万分感谢生病 7 年多以来，那些关心过你的医护人员，我都铭记他们的名字，这是救命之恩，我不能忘记。所以，你作出了你人生最后一个重要的决定，把自己的最后一丝温暖力量奉献给了中国医学事业。无数次在梦里，遇见你，梦到你一切都好，我也很放心。我知道，这辈子，你最不放心的是我，但最让你放心的人也是我。谢谢爸爸，在我遇见任

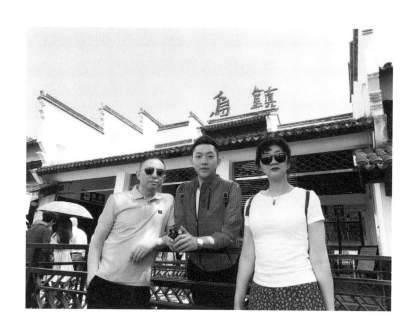

一家人合照

何阻力面前，都在陪我奔跑。谢谢爸爸，支持我的梦想，点亮我的希望。也谢谢教我成为一个善良的人。我总在想，你应该也像我们想念你一样，想念我们吧。

随笔写了一些家常、一些思念、一些不舍、一些留恋。我们都很好，你也一直不曾离开。你在我们的生活里、影子里、心里。

从来没有当面对你说过"我爱你，爸爸"，但我们都懂，感谢你我在这世界共同度过的 29 年。三口之家，你从未离开，也不曾缺席！我相信天堂一定很美，不然你也不会迟迟都不归来。你长眠、我常念。

致敬！86 岁抗美援朝老兵西安捐献遗体及眼角膜

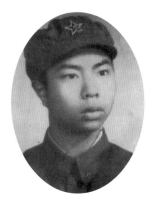

高海琛

生前，他立下遗嘱，"去世后一切都免。遗体捐献，不要墓地、不用立碑、不设灵堂、不摆遗像、不发讣告……家里一切如常，不要有白事的氛围，亦不必亲朋好友前来吊唁。大家想我，心里有我是最好的纪念"。2022 年 3 月 29 日 11 时 32 分，86 岁的抗美援朝老兵高海琛在西安市长安区医院与世长辞。家人遵照老人生前遗愿成功捐献了遗体和眼角膜，遗体将用于医学科研教学，眼角膜将使两名眼病患者重见光明。

据悉，高海琛是浙江省金华市人，1936 年出生，1950 年10 月在上海加入中国人民志愿军。此后，高海琛作为中国人民志愿军战士横渡鸭绿江，奔赴抗美援朝战场，在零下 30 多摄氏度的严寒下奋勇战斗。1951 年高海琛因腿部严重冻伤回到上海警卫团服役，1956 转业至上海自行车厂。为了社会主义建设，他和妻女两地分居长达 13 年之久，直至 1971 年调至西安才得以团聚。在西安市自行车厂工作期间，他爱岗敬业、勤于钻研，曾多次被评为"先进工作者"，直至 1996 年光荣退休。他用实际行动诠释着对事业的追求、对党的忠诚、对国家的热爱，时刻践行着心中的信仰。

作为一名老兵，让女儿高丽南印象最深的就是父亲的爱国、敬业。"父亲总说'利国利民'，小时候给我讲抗美援

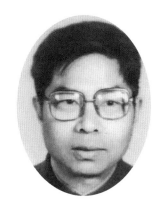

不同时期的高海琛

朝时期保家卫国的英雄故事，长大了教育我要认真工作，做对国家、对人民有益的事。在厂里工作的时候，父亲经常是最早一个到岗最晚一个下班。他腿不好，家里人心疼他，让他惜力。他总讲'这点苦算啥，咱还能奉献几年啊？'"高丽南说。

退休后，高海琛老人也没有"闲着"，时常在社区里帮助他人，街坊四邻都亲切地称他"高老爷子"。一起下棋的独居老人摔伤了，他每天从家里赶过去照顾，过节的时候还送去水果、牛奶。院子里有了积雪，他和老伴一起赶在天亮前清扫路面积雪；晨练的小路泥泞不平，他就扛着铁锨平整路面。在他看来，这些都是力所能及的小事，是作为一名老兵应该做的事情。

2016年，高海琛老人和老伴一起通过西安市红十字会登记成为遗体器官捐献志愿者。高海琛老人身体每况愈下，他又一次向家人叮嘱遗体器官捐献的事情。"人生的长度是有限的，高度却可以是无限的。我的父亲平凡却又伟大，他一生爱国爱家、勤俭质朴，是一位好丈夫、好父亲。如他所说，在给予中离开，是对生命的延续，更是对家人、对祖国最后的馈赠。我为他感到骄傲。"高丽南说。在父亲的影响下，她和家人也准备加入遗体器官捐献志愿者的队伍。

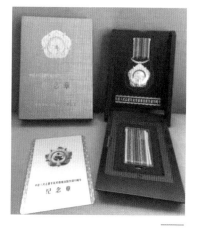

奖章

爱的情怀

　　我的爱人李秀鹏，于一九九三年九月不慎摔伤导致高位截瘫，丧失了生活的自理能力，全靠家人来照顾。43岁的他一时接受不了这沉重的打击，萌发了轻生的念头，想结束自己的生命。他苦苦挣扎着，是家人给了他活下去的勇气和信心。想到年迈的老父亲，他不想走在父亲的前头，让他承受晚年丧子的巨大痛苦，他也不想离开我和儿子，年仅17岁的儿子，明年就要高考了，面临人生的一项重要选择，他不想让还未成年的儿子没有了父亲，他不能走，他要陪伴家人活下去。他克服了常人难以想象的困难，尽量给家人减轻负担，他学会了自己吃饭、喝水、洗脸等动作，当然这些动作都是在床上完成的。他不能做的事都会给我们出主意、想办法，家人会帮他去做。为了避免身上生褥疮，家人给他买了气垫床，我还缝制了小棉垫数件。儿子想办法在他的床上安装了角铁架

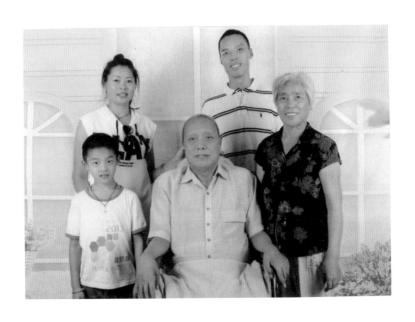

一家人合照

和吊环，他会每天坚持在床上进行锻炼。他自己还编了一套适合自己身体状况的体操。

病痛时时折磨着他，他却乐观地对待生活，每天都很充实，听听新闻，听听评书，还写写回忆录，他时常会跟我们讲述他出外业的工作情况，每年夏天他都要到天山山脉去林业勘察，骑着马要翻山、蹚河都十分危险，还要带上干粮和水，每天的伙食也很难吃上新鲜蔬菜，工作之余会到小河里摸摸鱼，到小树林里去采采蘑菇，回来改善一下伙食，偶尔也会到哈萨克族老乡家做客，哈萨克族老乡十分淳朴、热情，会煮上一壶香喷喷的奶茶款待他们，他们的工作十分艰苦，而又有乐趣，这是坐办公室的白领体会不到的。他说他很热爱自己从事的事业，并劝我说有机会也到山里去看看那优美的风景。很遗憾我却没去成。然而，他的足迹永远留在了天山里，为新疆的林业勘察工作奉献了绵薄的力量。

在他的有生之年，他看到了儿子的成长和进步，现已成为国家的栋梁之材，他深感欣慰。更让他高兴的是，看到了两个可爱健康的孙子，这是他一生最感到高兴的事。二〇二二年五月，他走了，他安详地走了，活着时，他为这个家奉献了自己的生命，陪伴我们走到了生命的尽头。在他病重期间，还叮嘱我和儿子一定要完成他多年的遗愿。

早在一九九七年，他就立下了遗嘱。他说："我饱尝了这种病给病人和家人带来的苦难，这种病在世界上还是一个未攻克的难题！人类的智慧是无限的，卫星上天、原子弹爆炸、克隆技术出现，我期盼着截瘫病人通过治疗后重新站起来的那一天的到来。我决定把遗体无偿捐献给医疗科研部门，供解剖研究之用，为这个难题的攻克作出最后的贡献！"此遗嘱经自治区公证处公证。

后搬至西安，于二〇一四年二月与西安交通大学签订了公民遗体捐献申请表，得到了我和儿子的理解和支持。他去世后，我和儿子替他完成了捐献眼角膜和遗体的心愿，愿我们的大爱传承下去。

大爱无疆

我的妻子罗来蓉于二〇二二年五月三十日走完了她六十四年的人生路，永远离开了我。我们依照她生前愿望把她的遗体捐献给医学院校，用于医学研究和教学。她希望自己的这一举动能让更多的人因此而受益，为医学科学事业的发展和进步做一些力所能及的努力。

我的妻罗来蓉是一个性格鲜明且富有同情心的人，她对事物有自己的见解，从不随大流。2020 年 2 月 1 日晚她偶然发现自己的脚肿起来了，当时，这一现象并没有引起我们的

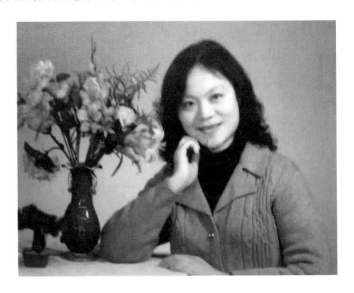

罗来蓉

重视，因为此前她身体并没有出现其他明显的不适。谁知病情发展很快，没几天小腿就肿起来了，紧接着大腿也肿起来了，她发现这次生病的症状是从来没有过的，她敏感意识到这次得病可能凶多吉少，她首先想到的是万一有什么不测她要把自己的遗体捐献以供医学研究之用，她希望这样做可以让以后和她患有一样疾病的人得到良好救治。她让我尽快了解遗体捐献的相关事宜。对于她提出的这个要求我一时接受不了，她开始耐心地做我的工作。她跟我说一个人只爱自己的家人和亲朋好友，是一种狭隘的爱。人应该有大爱之心，要爱天底下所有的人，爱那些和自己没有任何亲缘关系而又需要关爱的人，愿意帮助那些和自己素不相识而又需要帮助的人。能做到这样的爱才是真正有爱心的人，这才是博大的爱，是博爱。她的话深深地打动了我。这时她的身体已经虚弱到不能亲自去完成这一心愿，就不停地催促我尽快为她办理手续。我怀着复杂的心情办理好了相关手续，当我拿着材料回来让她签字按指纹时，她拿着材料认真仔细地看了一遍，完成后长长地舒了一口气，就像了却了一件向往已久的心事，竟然兴奋的像个孩子一样，脸上露出了多日不见的笑容。这时她已经不能下床了，坐在床上完成了需要她亲自签字和按指纹的工作，事情完成后她如释重负。她平静地跟我说她的角膜可以使两个失明的人重见光明。她不仅自己这样做还动员我以后也要向她学习，把遗体捐献出去。看着她在面对死亡时表现出如此淡定、从容的态度，我大吃一惊，我没有想到和我一起生活了三十六年的妻子把人生看得这么透彻。这时我只有尽自己最大的努力去完成她的遗愿，并且照顾好她最后的时光。

　　现在，我妻罗来蓉的遗愿已经实现了，她的眼角膜真的使两个失明的人重见了光明，如果她在天有灵该有多高兴啊，

点亮生命　播种希望 第章

那就是她的生命在延续。来蓉你用你博大的爱心把善良发挥到了极致，我一定会向你学习的，你安息吧！

怀念敬爱的父亲
——遗体和角膜捐献者王保华

我的父亲叫王保华，生于 1950 年 9 月 20 日，生前他是一名老党员，也是一名交通警察，在工作岗位上勤勤恳恳、兢兢业业，在延安安塞公安局交警大队大队长的岗位上退休后，一直在西安随儿女一同生活至 2022 年 9 月 17 日病逝，享年 71 周岁。

王保华

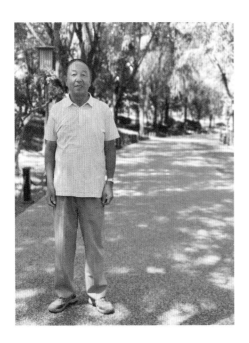

2021 年 1 月，体检时我的父亲王保华被检查出肺部有可疑结节，3 月份在西安胸科医院确诊为肺部恶性肿瘤，经过四次全身化疗后父亲的血液系统被破坏得比较严重，后转院至西安市中医医院肿瘤科治疗，2022 年 1 月病情一度恶化。在此期间我的父亲提出了未来他要捐献自己遗体的愿望，对于我和哥哥来说，父亲的这个想法是非常高尚的，因此我们并没有横加阻拦，而是积极地帮助联系，我爱人通过陕西省民政厅找到了西安交通大学医学部遗体捐献中心徐自力主任，但由于当时西安的疫情突然

加重，我父亲认为他想要捐献遗体的愿望可能要落空了，他自己觉得特别遗憾，并且重新安排了他的后事。

可能是父亲的大爱感动了上天，父亲在被医生宣布无法救治的情况下，竟然奇迹般活了过来，我们于3月份又转院至西安唐城医院松鹤养老院，一边治疗一边养护，这种状态一直持续到8月底。

我记得是在2022年4月份的时候，父亲希望能够将他的遗体捐献事宜落实，于是我联系了徐自力主任。徐主任于4月13日同陕西省红十字眼库主任银勇及其他同事一起，手捧鲜花来到我父亲当时所在的病房，与我父亲进行了特别亲切的交谈。父亲在非常清醒的状态下，讲述了他为什么想要在故去后捐献自己的遗体，在场的工作人员都被我父亲的这番大爱和无私奉献的精神所感动。在大家的见证下，父亲亲笔在公民遗体（角膜）捐献表上签下了自己的姓名。也就是从那天开始，父亲的病情趋于稳定，这种稳定维持了好几个月的时间，我甚至认为父亲可能会创造出生命的奇迹。

8月24日，为了给父亲创造更好的治疗条件，我们又将父亲转院至西安交通大学附属第二医院血液科，进行了干细胞输注、骨髓穿刺、血液基因检测等专业检查和治疗。不幸的是父亲在血液科时肺部感染了，情况比较糟糕，稳定一点后就转回西安唐城医院继续康养治疗，也许是前期身体消耗太大，父亲在9月17日凌晨2点30分的时候，带着对这个世界的无限留恋永远离开了我们。当天清晨5点多的时候，徐主任和几名工作人员一起赶到病房，为我的父亲举行了简朴的告别仪式，并接走了我的父亲。当看着接父亲的汽车缓缓地驶出我的视线时，除了难过和伤心以外，也有一丝欣慰涌上我的心头。父亲终于实现了他的愿望，他的愿望是多么的朴素啊！他说年轻的时候身体所患的疾病比较多，活着的时候是一个普通的人，希望故去后可以把他多病的遗体捐献给国家的医学事业，能创造出更多的医学科研价值，将来能为更多患者带去健康。

父亲去世后一周（也就是 9 月 23 日）的时候，在徐自力主任、遗体捐献办公室的工作人员，以及眼库银勇主任和其他工作人员的全力配合下，我们在西安交通大学医学部遗体捐献中心的户外祭奠园为父亲举行了颁发捐献证书的仪式。银勇主任介绍了我父亲的两片眼角膜已经成功使用到了两名患者身体里的情况，那一刻我们特别激动和欣慰，父亲的生命在以另外一种方式延续。

父亲的家人、同事及其生前好友前往参加了这次仪式，大家纷纷表达对父亲的这种大爱及无私奉献精神的敬意，觉得父亲是一个特别伟大的人。是啊，我的父亲是一名共产党员，是一名人民警察，是一名可敬的父亲、同事、朋友，更是一名令人永远怀念的"无语良师"！

爱无止境

金秋九月，关中大地的玉米已硕果累累，充满了丰收的希望。在西安市临潼区相桥镇，一位普通的农村女性，一位既具中国传统之美又有现代知识的农村女性，她在自己生命的最后阶段，突破传统观念的藩篱，毅然作出献身医学的决定，她要捐献遗体和角膜。

她叫魏金侠，生于 1958 年，勤劳善良、乐于助人的优良作风伴随其一生。她热爱学习，曾在 1979 年至 1986 年在当

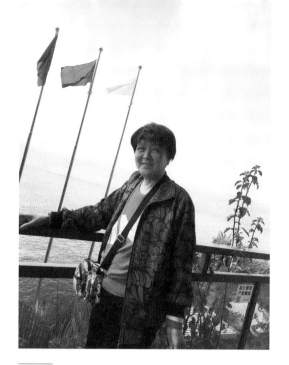

魏金侠

地的小学当老师，教书育人、传道授业，是深受当地孩子和村里人尊敬的魏老师。不幸的是她四十岁时，丈夫被病魔夺去了生命，她一个人含辛茹苦地养育四个儿女。为了支撑家庭，她从学校出来自己创业，做生意、干家政，她又成为大家心目中的女强人。在她的努力拼搏和精心教育下，四个子女都长大成人，家里的条件也越来越好。

然而命运对于魏金侠来说总是坎坷无情的：她又身患重疾。在与疾病斗争的过程中，自强不息的她还是一如既往地考虑如何减轻家人的负担，尽量避免给家人带来麻烦。有一次她通过新闻看到了西安交大一附院王玉琦教授在身后捐献遗体和角膜的事迹，这使她萌生了一个想法：我将来也要捐献遗体和角膜。在传统观念深厚的农村地区这无疑是一个大胆而超前的想法。她随即将想法告诉了子女，并认真地对子女说："你爸生病去世了，我现在也得了重病，如果我的遗体能对疾病研究发挥作用，我觉得就值了。我一定要捐献遗体。"面对她的坚定信念，所有子女和亲属都被深深感动，都支持她的选择。随后她的儿子张新建先生联系了西安市红十字会，并在中国人体器官捐献网上做了注册登记，魏金侠成为一名光荣的人体器官捐献志愿者。

2022年9月25日21点，魏金侠走完了自己坎坷又奋进的人生路，她的一生是值得我们学习、致敬的一生。她虽然走了，但她为社会做贡献的大爱之心还未停止。在陕西省人体器官捐献管理中心西安工作站的协调下，陕西省红十字遗

点亮生命 播种希望 第一章

体捐献中心和陕西省红十字眼库的工作人员连夜赶到她家中，在所有亲属的见证下，完成了她生前的愿望：捐献遗体和角膜。她为医学事业的发展作出最后的贡献，她用自己的方式，用大爱延续了生命的美丽。魏金侠又成为一名神圣的"无语良师"和"光明使者"。

医者仁心　大爱永存

吕学文同志，河南沁阳人，生于 1932 年 3 月，在艰苦环境下随家人颠沛流离。他在当地读完小学，后随父亲到汉中做生意，并在西北儿童教养院读完初中。1949 年 12 月，刚满16 岁的他从汉中参军入伍到中国人民解放军陕南纵队，后随部队到甘肃玉门县（今玉门市）。1953 年从部队考入西安医学院医疗系（现西安交通大学医学部）学习并取得大学本科学历。他一生未婚，无儿无女的吕学文为医学事业奉献了一辈子。

1960 年，毕业后的吕学文被组织分配到洋县人民医院从事医疗工作，在设施简陋、医疗基础薄弱的洋县人民医院，他不怕苦、不怕累，凭借自己所学的专业知识，对洋县的常见病、多发病、传染病及地方病进行了系统的调查研究，提出了针对性的预防和治疗措施，为此他走遍了洋县

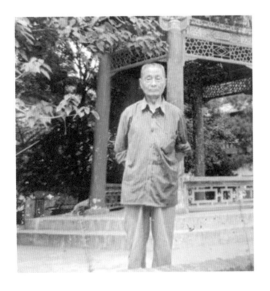

吕学文

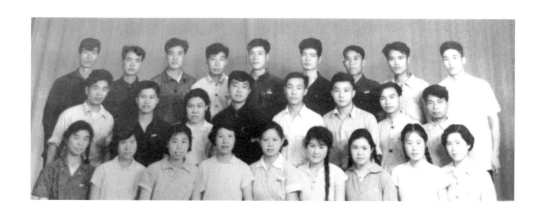

吕学文同志（二排右一）

　　的山山水水、足迹遍布了全县的村村寨寨。在缺医少药的年代，面对医院外科、妇产科、五官科等手术科室基础薄弱、人才奇缺的现状，他一方面深入学习医学理论知识、苦练手术操作技能，另一方面积极培养医疗技术人才，为医疗技术水平的提高打下了基础。

　　1968年9月至1978年10月任洋县医院革委会副主任，在20世纪60年代初期，他先后开展了医院历史上首例阑尾切除术、剖宫产手术、腹部肿瘤切除术等较为复杂的外科、妇产科手术。他以娴熟的外科及妇产科专业技术，为全县当时的计划生育工作作出贡献。1978年10月至1985年1月任洋县医院副院长。在担任医院副院长的近20年间，他认真贯彻落实党和国家的医疗卫生

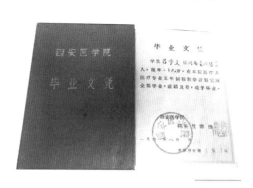

毕业文凭

　点亮生命　播种希望　第章

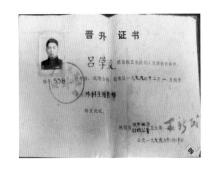

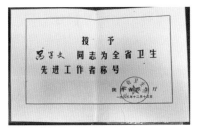

工作方针，履行工作职责，使医院的综合实力得到显著提高。在专业技术领域，他先后任医师、外科主治医师、副主任医师、主任医师。

从医五十载，吕学文同志始终怀着对党和人民的医疗卫生事业高度负责的精神，认真践行救死扶伤、敬佑生命、甘于奉献、大爱无疆的崇高职业精神，他医德高尚、医风严谨，对技术精益求精，始终坚持在一线为病患解除痛苦，为年轻医生的成长指引方向。他对患者满腔热忱，视病房如战场、视病人如亲人，数十年如一日，把自己有限的生命投入到无限的为群众服务之中，在平凡的工作岗位上实现了他崇高的人生价值，1992年12月他光荣退休。

吕学文同志一生性格开朗、做人低调、为人和善，严于律己、宽以待人。他经常对亲属和身边的同志说："做人要简简单单，不要讲究任何形式。""简单"对于他来说就是奉献，他的一生只有奉献，就这么简单。他的一生是无私奉献的一生，是全心全意为人民服务的一生，是把自己毕生精力献给党和人民健康事业的一生。强调"简单"的他连自己的后事也做了"简单"的决定：捐献遗体，不做任何形式的祭奠。

2022年，90岁高龄的吕学文同志已身患重疾，他反复对亲属及单位领导强调：去世后把遗体捐献给自己的母校——西安交通大学医学部，把角膜捐献给有需要的人。

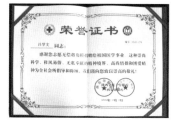 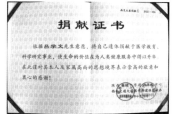 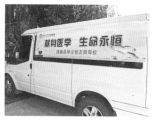

捐献证书

2022年9月27日，吕学文同志与世长辞，虽然有他"简单"的嘱托，但他丰富的人生阅历和崇高的人格魅力都促使人们和他做最后的告别。告别仪式简单而庄重，他的亲属、同事、学生、朋友及洋县人民医院的领导、洋县红十字会的工作人员等200余人参加了告别仪式。洋县人民医院党委书记、院长何宝强在讲话中对吕学文同志的一生给予高度评价和肯定，号召全院人员向吕学文同志学习。

在生命的最后一刻，他立下遗愿把所有的积蓄都捐献给国家，将遗体捐献给西安交通大学医学部用于医学教学，将眼角膜捐献给盲人，使盲人重见光明。生前，他是一名医生，在救死扶伤的过程中始终兢兢业业，挽救无数人的生命。逝世后，他志愿捐献角膜及遗体，用于救治角膜盲患者及医学

参加吕学文同志
告别仪式的医护
人员及生前好友

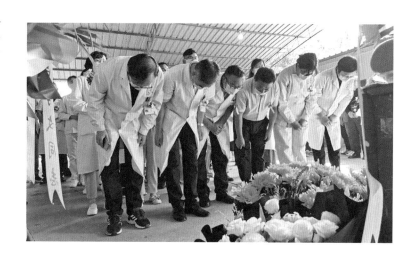

教学研究。

他的一生自此落下帷幕，可他却永存于世人的心中。生前为医学事业兢兢业业，向年轻一代传道授业，身后选择做无语良师为医学燃尽最后的灯芯。生命虽然被永远定格，但他将大爱留在了人间。

实现生前愿望
——陕西蓝田县勾云云捐献遗体和角膜

2022年10月27日，陕西省西安市蓝田县40岁的遗体捐献志愿者勾云云不幸因病离世，在西安市红十字会帮助下，勾云云实现生前愿望，捐献了遗体和角膜。

自幼患有先天性心脏病的勾云云住在距离西安40千米的蓝田县安村镇孔寺村，父亲早年病故，是母亲将她兄妹三人抚养成人。患有严重心脏病的勾云云不仅坚持读书，拿到大学本科文凭，而且一直坚持做着力所能及的工作。她清楚自己的健康状况，会随时发生意外，经过认真考虑后她作出一个让全村人都感到吃惊的决定：身后捐献遗体和角膜。

勾云云

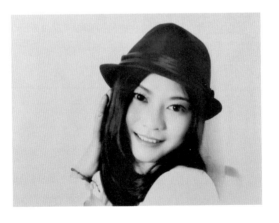

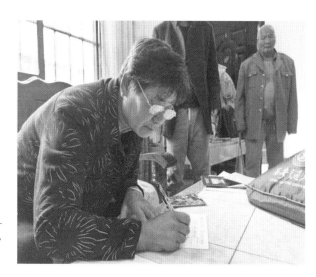

勾云云的母亲为女儿
认真办理捐献手续

2021年2月，她在中国人体器官捐献管理中心的网站上完成了志愿登记，成为一名光荣的人体器官捐献志愿者。为了打消家人的疑虑，她郑重地给母亲讲："妈，我将来捐献了遗体，您就不用给我操心了。我把角膜捐献了，等于我还活在世间。"

2022年10月27日，勾云云因心脏病永远离开了我们，她的母亲在万分悲痛之余拨通了西安市红十字会的电话，表达女儿捐献遗体的意愿。在西安市红十字会的协调下，勾云云的遗体捐献给了陕西省红十字遗体捐献中心，眼角膜捐献给了陕西省红十字眼库。她的捐献事迹得到全村人的高度认可和赞赏。村民为她举办了简单而隆重的告别仪式，自发列队送她最后一程。村民在她身上不仅看到了移风易俗、无私奉献的大爱精神，更感受到在建设社会主义新农村道路上展现出的新的精神风貌。

西安 93 岁老人辞世，把遗体和眼角膜留给需要的人

将遗体和眼角膜捐献给需要的人，是薛吉俊的生前遗愿，也是他生命最后的献礼。

2022 年 12 月 16 日，93 岁的薛吉俊因病离世，但死亡不是他人生的终点。早在 2017 年，他就登记签署了遗体（角膜）捐献申请表，成为一名光荣的遗体（角膜）捐献志愿者。

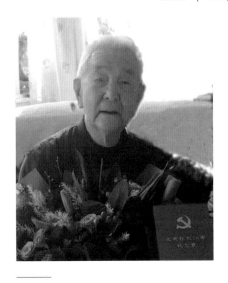

薛吉俊

2022 年 12 月 20 日，在举行了简单而庄重的遗体告别仪式后，薛吉俊的家人在第一时间将他的遗体捐献给陕西省红十字遗体捐献中心，用于医学教学和科研等工作，并将他的眼角膜捐献给陕西省红十字眼库。薛吉俊是辽宁省大连市人，1946 年 9 月，他参加工作，1990 年从西安市总工会离休。无论在哪个单位、哪个岗位，他都能听从组织安排，出色完成各项工作任务。

薛吉俊的儿子回忆，父亲要进行遗体捐献是受姨父的影响，父亲是从姨父口中得知有遗体捐献这件事，并且之后姨父也进行了遗体捐献，父亲就想着也要发挥自己的余热。

2022 年 12 月 22 日，陕西省红十字眼库主任银勇介绍，我国有 400 万人因角膜病致盲，角膜移植手术是他们重见光明的唯一方法，角膜捐献可以解决大量角膜盲患者的痛苦。"目前陕西进行遗体（角膜）捐献的人逐渐增多，2022 年就有 82 个人进行了捐献。"陕西省红十字遗体捐献中心主任徐自力说。对于医学生来说，遗体往往是他们成为医生前的第一个"患

者”，是带领他们感受生命价值的第一位老师，希望更多的人关注遗体（角膜）捐献，助推医学事业不断进步发展。

生命的赞歌
——西安交通大学老教授夫妇共同捐献遗体事迹

刘树棠教授，1937 年 9 月出生，中共党员，我国著名信息与通信工程专家。1954 年考入交通大学电力工程系工业企业电气化专业，1958 年听从党的号召随校西迁，由上海西迁至西安，并于当年毕业留校，先后在西安交通大学计算机专业、无线电教研室任教，1981 年至 1983 年赴美国马里兰大学进修，之后进修归国，继续投身我国伟大的教育事业工作。

刘树棠教授长期致力于计算机、无线电、网络、信号与系统等方面的科研和教学，开展了电子模拟计算机与数字计算机、小型化雷达接收机、飞行器控制系统、单边带通信设

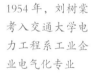

1954 年，刘树棠考入交通大学电力工程系工业企业电气化专业

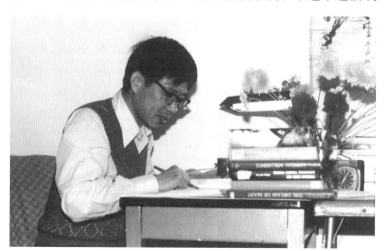

点亮生命 播种希望 第章

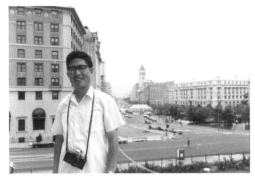
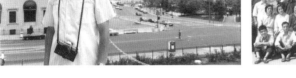

1958 年，刘树棠随交大西迁至西安　　　　　　1959 年，刘树棠毕业留校任教

备等方面的研制工作，成绩卓著。

刘树棠教授组织、推动了我校信息领域相关专业信号与系统课程的改革与发展，主笔翻译了麻省理工学院奥本海姆（Alan V. Oppenheim）等所著的《信号与系统》《离散时间信号处理》等经典教材，对我国工科高校信号与系统课程的教学内容改革起到了很大的促进作用。

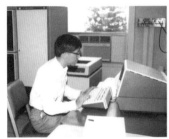
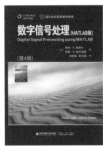
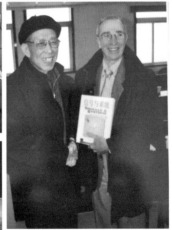

刘树棠教授以第一完成人获得的"信号与系统课程建设与改革"成果获 1989 年陕西省优秀教学成果二等奖，他作为主笔或主要译者的翻译图书有 20 余本。

工作留影

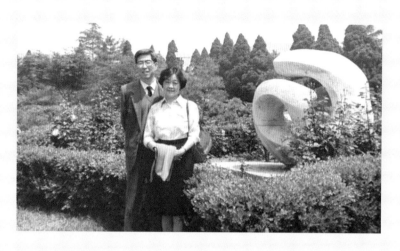

孙漪教授，1938年11月出生，九三学社社员，我国信息与通信工程专家。1955年考入北京外语学院留苏预备部学习，1962年毕业于苏联列宁格勒乌里扬诺夫电工学院，获得无线电工程师证书（硕士学位），回国后于西安交通大学任教。

孙漪教授长期致力于图文通信传输及处理、数据通信等方面的科研和教学工作，开设彩色电视机原理、FORTRAN语言程序设计、微机原理与应用、计算机接口技术等课程，深受学生好评。编写有《微机原理》（讲义）、《微型计算机原理》等教材，获得学校优秀教材一等奖、优秀讲义三等奖等。曾主持完成输电线路运行管理系统、可视信息系统、大屏幕彩色动态显示系统等科研项目11项，获得国家教委科技进步奖、陕西省高校科研进步奖、陕西省教委科技

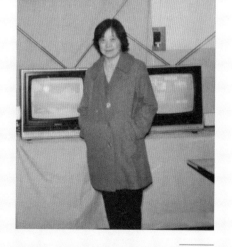

进步奖和西安交通大学科研成果奖等。20世纪80年代末，在孙漪教授的带领下，团队与上海广播器材厂合作，研制出一套KSX-900可视信息系统，提出了一种中西文全兼容的汉字videotex标准，并创造性地解决了中西文兼容的一系列关键技术，为videotex技术在我国的研究、发展和实用化作出了贡献。该成果获国家教委科技进步三等奖。为我国信息与通信专业的发展作出了卓越贡献。

刘树棠教授和孙漪教授在工作中相互鼓励、相互支持，伉俪情深，在生活中更是恩爱有加、相濡以沫。他们关爱青年教师成长，尽职尽责、兢兢业业、品德高尚、成绩显著，深受广大师生爱戴。他们将交大西迁精神"胸怀大局，无私奉献，弘扬传统，艰苦创业"十六字方针贯彻得淋漓尽致。

2022年9月，两位老人深感年事已高，做了百年之后的安排：丧事从简，不设灵堂，不举行追悼会和遗体告别仪式，将遗体捐献给西安交通大学医学部。随后他们亲自联系西安交通大学医学部遗体捐献办公室（陕西省红十字遗体捐献中心）办理了遗体（角膜）捐献手续。

夫妻合照

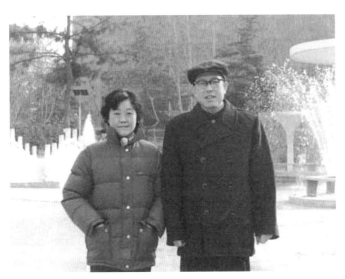

2022年12月20日、2023年1月5日刘树棠教授与孙漪教授先后不幸去世，在子女和亲属的理解与支持下完成了生前遗愿。两位教授生前投身祖国的教育事业，奉献了毕生精力，逝世后毅然将遗体捐献给我校医学部，以"无

语良师"的身份继续教书育人。他们的遗体用于教学研究，角膜帮助他人重见光明，他们为祖国的医学事业作出自己最后的贡献。在生命的最后一刻，他们依旧听党指挥跟党走，与党和国家、与民族和人民同呼吸、共命运，成为神圣的"无语良师"继续教书育人，他们将毕生的精力和自己的一切奉献给党和国家，谱写了一首可歌可泣的生命赞歌。

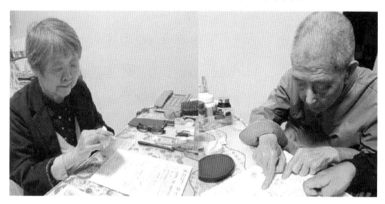

认真填写申请表

高山仰止　大爱无边

尊敬的各位亲朋好友：

感谢大家能够克服疫情困难出席我父亲刘锡民先生的遗体告别仪式。我敬爱的父亲因慢性肾功能衰竭，呼吸心脏骤停抢救无效，于 2022 年 12 月 21 日在西安病逝，终年 60 岁。父亲的小半生都在与病魔抗争，以至于我们常常忘记他原本也是一位拥有热闹的生活和无限可能的好青年。对待工作，他正直忠厚、恪尽职守；对待父母，他尽忠尽孝、任劳任怨；对待家人更是体贴入微；对待朋友亦是宽厚善良。他白手起

点亮生命　播种希望

第章

家，和母亲一起努力操持我们的小家庭，日子虽简朴，却充满欢声笑语。

我记得在我9岁那年，父亲被查出患有心脏和脑部重症，我们开始了多年四处求医的漂泊日子。一家人虽聚少离多，却总能遥遥感受到那股思念和牵绊，或许也正是亲情的羁绊，能让父亲屡屡创造医学奇迹。

这之后的22年里，父亲回归家庭、安心养病，我记得他冒雨送我上学时用衣袖为我擦拭自行车的慌张样子，记得他认真研究新菜品大获赞扬时的骄傲样子，记得他对家人牵挂却不会表达的笨拙样子，记得他因担心治病引起经济负担而勤俭朴素的"抠门"样子。当然最令我们敬佩的，是他乐观、豁达的心态，不论面对什么疾病，他永远能积极配合治疗，并常常说"我要努力多活几年，让那些医生看看我有多顽强，我就是打不死的小强。"

如今母亲身体健康、女儿成家立业、外孙女亦快乐成长，多希望您能陪伴我们，享受天伦之乐。而这次他却食言了，他的猝然离世，留给我们无限的哀伤与悲痛。

刘锡民

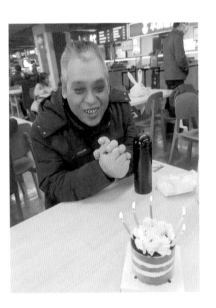

父亲一定是痛苦的，面对日复一日的服药、打针、手术、透析，他已倾尽全力，如今终于解脱，不再承受病痛的折磨。父亲深知自己病情的复杂、特殊，生前屡次交代我们要捐献遗体，如今得偿所愿，他的眼角膜很快将用于盲人的救治，他的遗体

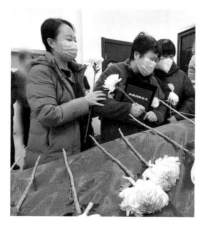

献花

也将用于医学院的教学、科研工作。相信在未来，患有类似疾病的患者能够有更多的生的希望。

安息吧，父亲！我们将永远铭记您的强大内心和伟大贡献！您放心走吧，我们一定会好好照料母亲、精心教育子女、勤奋认真工作，愿天堂再也没有疾病和痛苦！

大爱传递　生命永恒
——我们永远和父亲在一起

刘强顺同志 1946 年 11 月出生于泾阳县永乐镇（现西咸新区泾河新城），1972 年 1 月参加工作，1977 年 1 月加入中国共产党。1970 年 7 月毕业于原武汉测绘学院。

1970 年 7 月至 1972 年 1 月在中国人民解放军 5251 部队农场锻炼，1972 年 1 月至 1981 年 12 月先后在三原县政工组、县水工队、县水电局工作，1981 年 12 月至 1982 年 3 月在三原灌溉管理站任站长，1982 年 3 月至 1984 年 2 月先后任新庄公社主任、书记，1984 年 2 月至 1987 年 7 月任县交通局副局长，1987 年 7 月至 1990 年 12 月任县城建局副局长，1990 年 12 月至 1992 年 10 月任县张家坳党委书记，1991 年 9 月被

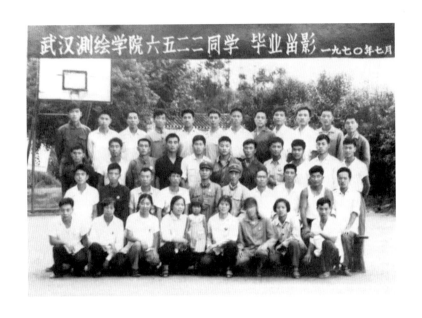

毕业留影

推荐为三原县第十一次党代会代表。1992 年 10 月至 1996 年 4 月任县教育局党委书记，1996 年 4 月至 1998 年 4 月任县广电局局长兼广播电视台台长，多次到省市争取项目，为三原县引进有线电视加密工程项目，使广播电视台节目始终为三原县经济发展和社会进步发挥积极作用。1998 年 4 月至 2000 年 1 月任县农业局党委书记，1999 年 1 月被推荐为咸阳市第三次党代会代表。2000 年 1 月任农业局主任科员，2006 年 11 月在农业局光荣退休。

2018 年 3 月 29 日，刘强顺与爱人王郁菲在西安交通大学医学部志愿办理了"公民遗体志愿捐献"。2022 年 5 月 20 日，刘强顺叮嘱子女，"人最终都会走，这是一个很客观的事情，志愿捐献，一切从简，娃要理解爸妈，我们要最后对社会做点贡献，不是求表彰，而是让我们的生命延续，眼角膜能用——让人得到光明，器官能用——救活患者生命，遗体医学研究能用——对医学事业是贡献，能这样做，是我们对社会的一个交代。应该为爸妈的行为感到骄傲"。2023 年 1 月 9 日 8

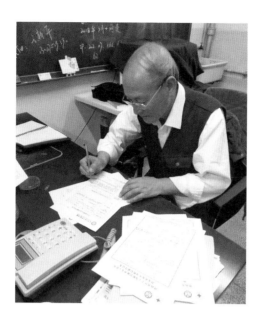

时 50 分，中共三原县农业局党委书记、退休干部刘强顺同志因病医治无效与世长辞，享年77 岁。

刘强顺同志一生忠诚于党和人民，热爱学习、勤俭朴实，团结邻里、善待家人，受到乡邻的爱戴。退

刘强顺在认真填写公民遗体捐献申请表

休以后，刘强顺同志一如既往地关心关注着三原县的农业农村工作，多次为三原县经济发展建言献策，并积极投身各项社会公益事业。"腊尽情无尽，春归人已回"，刘强顺老师已经回到了西安交通大学医学部，将和交大的教师、学生一起服务于祖国的医学教育、科学研究事业。您一路走好！

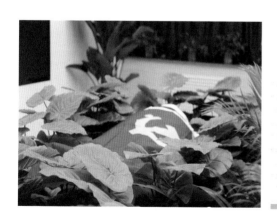

西交大医捐献【 2023－008 】

捐献证书

依据**刘强顺**先生意愿，将自己遗体无偿捐献于医学教育、科学研究事业，使生命的价值在为人类健康服务中得以升华。在此谨对其本人及家属高尚的思想境界表示崇高的敬意和衷心的感谢！

陕西省离休干部遗体捐献中心
西安交通大学医学部遗体捐献办

遗体捐献

永远的老师——张汉云

　　他言传身教，勤勤恳恳，从事教育工作 60 余载，桃李满天下。临终遗嘱要将遗体捐献，用于器官移植、医学教育及科学研究，奉献自己最后的光与热。他就是已将眼角膜捐献并让两位盲人重见光明的陕西教育学院政教系马克思主义学院（原）主任，享受国务院政府特殊津贴的专家张汉云先生教授。

　　张汉云，1937 年生，河南汤阴人。中共党员，教授，主要从事中学哲学教育教学及研究工作。先后工作于陕西省社会科学院、户县二中、户县红旗中学、户县一中（即后文的鄠邑区第一中学）、陕西教育学院。担任全国统编高中二年级《思想政治》教材主编十余年。无论在教师岗位还是在管理岗位，他始终尽职尽责，时刻以共产党员的标准严格要求自己，以校为家，用满腔的热情关爱学生的全面成长。他饱

张汉云

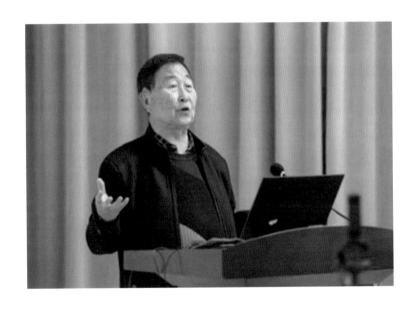

满的工作热情、严谨的工作态度、扎实的工作作风也感染着身边的同事。1988 年，国家教委授予张汉云"全国中、小学德育先进工作者光荣称号"。

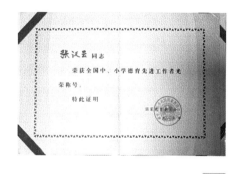

1993 年，国务院颁发证书表彰张汉云"为发展我国高等教育事业"作出突出贡献，同时授予张汉云享受国务院政府特殊津贴。张老师编著的《聪明才能哪里来》一书，荣获陕西省社会科学优秀成果奖。张老师勤于钻研，笔耕不辍。作为《中学政治教学参考》的特约作者，他先后在《中学政治教学参考》发表文章百余篇。其中《"辩证唯物主义常识"概念教学十论》《"辩证唯物主义常识"原理教学八论》《用哲学思维教哲学》《生活·字词·哲理》《哲学视域的思想品德课》等文章，不仅对提升《中学政治教学参考》的质量品位、学界影响力与公信力起到奠基性、思想引领性作用，还对思政课教学影响深远。2022 年

获得"荣誉作者"称号

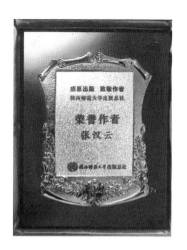

12 月，在《中学教学参考》系列期刊创刊 50 周年庆典上，陕西师范大学出版总社授予张老师"荣誉作者"称号；2014 年，入选教育部"国培计划"专家库。张老师始终尽职尽责，言传身教、诲人不倦。因教学成绩突出，教学效果优异，他多次参加高考命题和阅卷，蜚声于国内中学政治课教学界。

张汉云教授在教育战线工作 60 余载，丹心育桃李，热血洒春秋，他以自己的人格和学识感染他人，扶持、提携和帮助了众多的年轻人，如今桃李满天下，福泽四方。张汉云教授遗体捐献延续医学"教学"的高尚行为更是他赤子之心、无私大爱的具体体现，他将毕生的精力和个人的一切奉献给党和国家的教育事业，谱写了一曲可歌可泣的生命赞歌。

临终前，张汉云教授嘱咐亲属将其遗体捐献给陕西省红十字遗体捐献中心，用于医学教育及科学研究，将自己的眼角膜捐献出来，用于帮助角膜盲患者重见光明，将自己最后的光与热奉献给医疗事业。2023 年 2 月 1 日，张汉云教授遗体捐献暨遗体告别仪式在陕西省红十字遗体捐献中心举行。陕西学前师范学院、鄠邑区第一中学、陕西师范大学出版总社等张汉云生前工作单位代表及学生代表分别讲话追思。陕西省红十字眼库、陕西红十字遗体捐献中心为捐献者家属颁发了荣誉证书，陕西省人体器官捐献管理中心副主任何洁感谢张汉云的无私奉献，赞扬了他在生命的最后时刻仍义无反顾地选择自己为之奋斗终身的教育事业，为医学教育与研究贡献力量。生命有"献"，但大爱无限。张汉云教授用他的实际行动——捐献角膜遗体，用另一种方式延续着他的"教学"工作。

人不能延伸生命的长度，却可以拓展生命的宽度。张汉云老师，您一路走好！

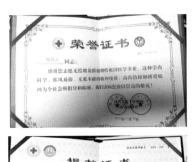
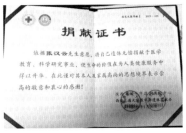

张汉云教授捐献遗体及角膜

写给我的母亲——喻可心

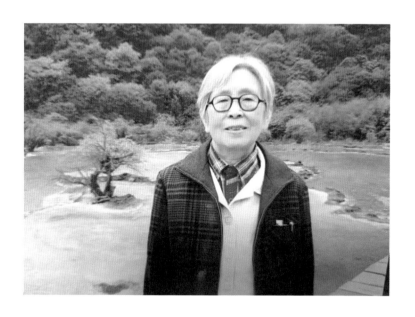

喻可心

很久了，一种挥之不去的怀念，始终缠绕在我心头，忆起那些久违的往事，总有值得我们回忆和感动的地方。我坐在母亲生前住过的房间，闭上双眼，仿佛听到母亲的声音，母亲对我喃喃细语；仿佛看到她的笑容，那么熟悉、那么亲切，不由得泪水涌出，勾起我无限的回忆……

十多年以前，就在这个房间里，母亲多次提起她的后事，并再三嘱托一定让我们帮助她完成心愿，她要将遗体捐献。第一次说起，当时我不能理解，不能接受，更不会同意，就问母亲您为什么会有这样的想法，为什么要做这样的决定，让我们做儿女的情何以堪，她老人家语重心长地对我说："人活一世，总要离开，生老病死是自然规律，谁也不能例外。"作为一名医务工作者，为医学事业奉献一生是她毕生的追求。母亲讲起她的童年，是在抗日战争时期，战火纷乱中度过，

点亮生命　播种希望　第章

经常被日军飞机轰炸，居无定所，她跟着家人东奔西跑、东躲西藏，奔波在逃亡的路上。母亲看到过太多的流血伤亡，当时受伤的人没有条件及时救治，很多老百姓就惨死在逃亡的途中，鲜活的生命就在眼前消失。母亲幼小的心中就种下了学医的种子，后来她如愿以偿地成为一名医务工作者。在几十年的工作中，她接触了无数的病患，看到太多因病痛折磨生不如死的患者，看到太多患者无助的眼神和求生的渴望，看到太多的家庭为救治亲人倾家荡产、负债累累、人财两空，看到了太多的生老病死、悲欢离合，感觉到生命的脆弱和无奈，因为还有很多至今没有攻克的医学难题和现阶段医学解决不了的问题。母亲常讲，她身为医务工作者，生为医学事业工作，死后也要为医学事业贡献，把遗体捐献给国家，用作医学教学和医学研究，为医学事业发展捐献遗体，是她一生中的最后心愿。她坚信，医学事业的明天会更美好……

听到这里，我为母亲高尚的境界、无私的胸怀、坚定的决心而感动，渐渐理解了母亲的想法和决定。母亲千叮万嘱让我们一定要帮助她完成最后的心愿，别让她留下遗憾。我们决定尊重母亲的决定，帮助母亲完成她的心愿。

母亲去世后，我们第一时间通知了交大医学部遗体捐献中心徐自力主任，在亲人和遗体捐献中心工作人员及陕西省红十字眼库工作人员的见证下，捐献了母亲的遗体，完成了母亲的心愿。母亲去世后的第二天，我们接到了陕西省红十字眼库工作人员的电话，得知母亲的眼角膜分别成功移植给了一男一女两位二十多岁的年轻眼疾患者，使他们重见光明，母亲实现了她的愿望。"母亲"，一个简单又伟大的词，每次想起这个词，就犹如闻到一股芳香，久久不能忘怀，母亲虽然走了，但恩泽永存！

病魔无情　人间有爱

2022 年 6 月，家住陕西省安康市石泉县云雾山镇丁家坝村的陈浩，被检查出患有鼻咽癌晚期病症之后，多次前往西京医院进行治疗。面对疾病的折磨，他没有屈服，积极配合治疗。在生命的终点，这位坚强、热爱生活的男孩和家人商量后作出了捐献遗体的决定。他妈妈讲："在儿子生病期间也曾得到社会及亲朋好友的爱心捐款，在儿子风华正茂的年龄没能回报祖国的养育之恩，加上儿子 9 个多月来承受了巨大的痛苦，这些更加坚定我捐献儿子遗体的决心，希望能够回报社会，帮助到更多需要的人，让爱在人间延续。"2023 年 3 月 4 日，陈浩因病突发昏迷，紧急送往医院抢救依旧回天乏术，悲伤过后母亲让女儿联系红十字会，主动向交大医学院详细了解遗体捐献的相关流程及规定，经协调沟通，陈浩的家人一致同意捐献孩子的遗体，并签署办理了相关捐献手续。"我的儿子虽然在人世间仅度过了三十一个春秋，但他热爱生活，也热爱学习，他对生活的乐观和坚强感染着我们身边的每一个人，我觉得他在这世上也没有白来一趟，在生命的最后一刻，希望能为医学事业作出一点贡献。希望通过对他的身体及他的器官进行医学研究，找出治疗鼻咽癌晚期的方法及减少病患痛苦的方式，拯救更多鼻咽癌晚期的病患和即将破碎的家庭。"遗体捐献是发扬人道主义精神，是生命价值永恒的体现！遗体捐献，是生命的延续，也是良善的传承。生命是脆弱的，又是伟大的，这种选择不但需要勇气，更需要打破世俗观念的束缚，三十一岁的陈浩走了，却把爱永留人间。来自卫生部门的数据

陈　浩

显示，我国每年有 150 万患者需要器官移植，而每年器官移植手术仅有 1 万余例，远远不能满足临床的需求。俗话说，救人一命胜造七级浮屠，既然遗憾已经造成，当整体生命不可挽回时，就让部分生命借助现代医学用另一种方式延续，将生命的句号改写成其他人生命的省略号，这是多么有功德的义举。2023 年 3 月 6 日陈浩因病危不治离世，他的眼角膜使两位双目失明的患者重见光明。"在儿子生病住院期间我们曾得到过社会及亲朋好友的捐助，在我们人生最艰难困苦的时候是社会好心人给了我们希望，病魔无情，但我看到了人间有爱，是大家鼓励我有活下去的勇气，因此化悲痛为力量，打破入土为安传统观念，和家人商量捐献遗体。拿出一点勇气就可能会延续他人的生命，挽救一个几乎破碎的家庭，让我们献出一份大爱，投身到身后捐献遗体器官中来，奉献生命的礼物，让众多的患者重获新生，重见光明，让世界变成更好的人间。"陈浩妈妈说。

给奶奶的一封信

我的奶奶冯玉竹，1942 年出生，1967 年毕业于西北工业大学。为了支援三线建设，她毅然放弃留在西安工作的机会和优越条件，来到内蒙古包头二机厂工作，负责军工产品的质量检验。1987 年调到西安西航公司，一直工作到 2002 年退休。她对工作认真负责，对子女严格要求，乐善好施，与邻里亲朋相处融洽。她兴趣爱好广泛，唱歌、养花、练书法、打太极拳。2023 年 4 月我的奶奶不幸离世，将遗体角膜分别

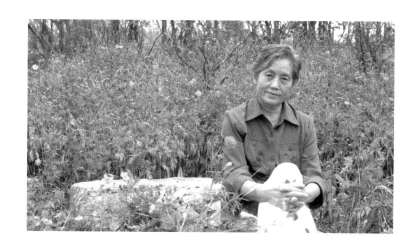

冯玉竹

捐献给陕西省红十字遗体捐献中心和陕西省红十字眼库。奶奶离去的那天我很遗憾，没能送她最后一程，在她的遗体告别仪式上，我委托姐姐在告别仪式上把这封信念给奶奶听。虽然奶奶已离我们而去，但她永远活在我的心中。

孙女写给奶奶的信

点亮生命　播种希望

第一章

汉中45岁脊髓灰质炎患者：捐献遗体是我的梦想！

　　汉中市南郑区红庙镇的喜神坝村，四面环山，中间宝巴高速穿境而过，连接川陕两地。这里大多数人都以务农为生，随着近几年劳动力输出，家家户户才盖起了楼房。张小忠家也一样，他看着父母和哥哥嫂嫂辛勤劳作，家里的光景也慢慢好起来……"我是家里吃闲饭的，是个拖累。"张小忠指着自己严重变形的双腿说。他刚出生40天就被确诊患上脊髓灰质炎（采访里自述小儿麻痹），在四处寻医治疗和父母的精心照顾下，后来终于能够勉强行走，但因左腿短于右腿，走起路来还是一瘸一拐。

　　45岁的张小忠，因患脊髓灰质炎，生活无法自理，一直由父母和哥哥照顾。张小忠的母亲刘汉碧说："当时二儿子患上小儿麻痹，家里人是准备扔掉的，但怎么说都是一条生命，还得把他养着，并四处为儿子寻医治病。""20世纪七八十年代，为给二儿子治病，花了1万多元，二儿子在10岁以前只能在地上爬，无法行走，通过中医调养和针灸治疗才慢慢能够站立。"78岁的刘汉碧说。她爱人是供销社下岗职工，家境贫寒，给二儿子治病花光了他们所有积蓄。

　　"大概12岁那年，有医生说我活不过30岁。"张小忠笑着说。他的身体状况确实是随着年龄的增长越来越差，但还是活到了45岁。张小忠回忆，他仅仅上过10天学，10岁了才去上学，但由于行动不便，每天都是由戴着红领巾的同学过来背他上学。"其实背我的同学年龄都比我小，我有腿有脚真的不好意思，索性再也没有去上学。""同龄人都去

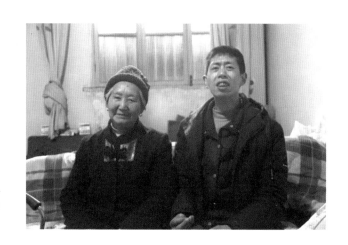

张小忠和78岁的
母亲刘汉碧

上学，我在家没事干，就自己买了新华字典，翻看哥哥的旧书。"张小忠说。他先是通过旧书识字，不认识的就查字典，慢慢认识了常用的汉字。因为右手发育畸形，他就用左手写字，日积月累，好多汉字也都会写了。张小忠家里有《中国国家地理》《博爱》等许多杂志。张小忠介绍，这些杂志都是他让哥哥帮忙买的，还有一些杂志是他自己常年订阅的。"我喜欢读书，虽然最远仅仅去过南郑县城（今汉中市南郑区），但我通过书本看到了外面的世界。"

一个偶然的机遇，张小忠得知人去世后可以将自己的遗体捐献给科研单位，为科研事业做贡献。"那一年我刚满19岁，听到这个消息，非常高兴，我也可以死后将自己的遗体捐献出去，为社会做贡献，何况我的生命仅剩下十年的光阴了。"因患脊髓灰质炎，他自幼残疾，但他身残心不残，当他人还在追寻人生价值的时候，他作出向医学机构捐献遗体的惊人举动。邻居笑他傻，而他却说捐遗是想为社会做些贡献。

脊髓灰质炎不仅影响了张小忠的身体发育，而且让他的身体变得畸形，就连说话都成了问题。"口吃越来越严重，想捐献遗体，与人沟通都困难。"张小忠说。2016年，张小

点亮生命　播种希望

第章

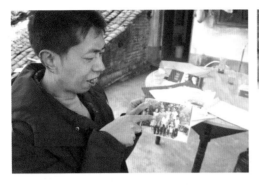
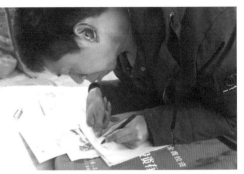

张小忠向记者展示父亲在世时的一张全家福　　　　因右手关节变形，张小忠只能左手写字

忠有了自己的第一部手机，他通过网络查询到南郑区红十字会的电话，他给南郑区红十字会打了两次电话，但因为沟通困难，对方并没有明白他的想法，两次致电都成为无效联系。此后，张小忠苦练说话，表达练习不仅缓解了张小忠的口吃，也让他逐渐建立自信。2017年5月7日，张小忠再一次拨通南郑区红十字会的电话，这一次他流畅地向对方表达了他想要捐献遗体和器官的想法，对方让他等通知。

　　然而，长达数月的等待，让张小忠以为这一次的联系又是无效的。"就在我感到无望时，突然接到红十字会的电话说要来我家。"张小忠说。2017年9月12日，省红十字会角膜捐献西安工作站西安眼库，西安交通大学医学部遗体捐献办公室的人都来了，还带着材料和申请表。张小忠清楚记得，就在9月12日当天，他填完所有申请资料，最后在遗体捐献和眼角膜捐献两张申请表上签名按手印。"当我签完字，按过手印那一刻，15年的梦想得以实现，觉得心里一下就畅快了。"

　　"捐遗是我多年的梦想，身体上我确实是个残疾人，但我的心并不残疾，我想把遗体奉献给科研事业，这也是我来

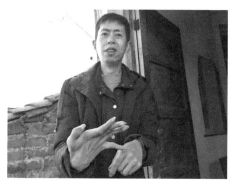

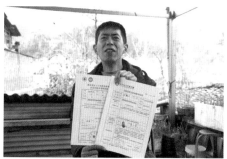

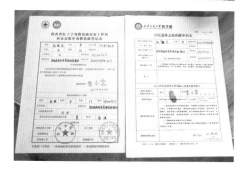

到这个世上的价值。"张小忠说。他希望通过科学研究，研发出治疗或是预防脊髓灰质炎的药物，减少其他脊髓灰质炎患者的痛苦。同时也希望自己的捐遗行动能够鼓励更多的人加入捐遗事业，抛开传统成见，尊重捐遗者的选择。

西安交通大学遗体捐献办公室主任徐自力说，人体标本是医学教育必不可少的材料，张小忠捐遗是对医学教育事业的巨大贡献。之前健康的捐献者都是被邀请到交大医学院进行考察，之后才做决定，但考虑到张小忠行动不便，又身处大山，所以他们就决定亲自跑一趟。"我们不能让像张小忠这样的弱势群体失望寒心，要支持理解他的愿望。"张小忠作为一个来自偏远山区的残疾人，本就是弱势群体，然而能够作出捐遗的决定，回报社会，他的品质难能可贵，他的捐遗举动彰显着人性的光辉。

张小忠出示材料和申请表

捐献遗体报效党

2021 年 8 月 26 日上午，已立秋的古城西安凉爽宜人。离中华人民共和国第十四届运动会召开的日子不远了，西安街头处处美景如画、祥和安居。按照和张敏老人的约定，陕西省红十字遗体捐献中心的谭超同志来到张老家中，完成他的一个美好心愿：办理遗体捐献手续。

张敏和老伴韩秀兰都是西安远东公司的退休职工，他们开朗、热情、健谈，根本看不出是年过九旬的老人。当问及张老的捐献想法时，张老激动地说："我们家在新中国成立前非常穷、非常可怜，我的父亲常年给地主当长工，后来又被国民党军队拉去当壮丁，受尽了苦难。新中国成立后，咱们当家作主了，日子一天一天好起来。1958 年，远东公司招工，我有幸成为一名工人，那时候厂里是三班倒，我们的干劲都大得很。我当时只有小学文凭，为了让我们掌握新的技术，厂里又组织我们上夜校，拿到初中文凭，后来我又光荣地加入了中国共产党，眼看家里的条件一天比一天好起来。我要感谢党、真心感谢党，是党让我们脱离了旧中国受苦受难的日子，是党改变了我的人生。我们今天幸福、美好的生活来之不易，我一定要报效党、报效国家。"

此时，张老的老伴韩阿姨也感慨道："以前老张家真是穷，穷得叮当响。

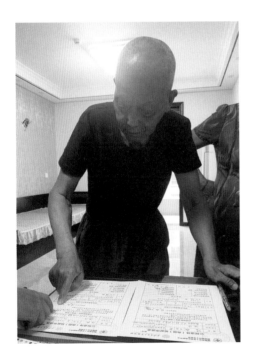

张老在认真填写遗体角膜捐献登记表

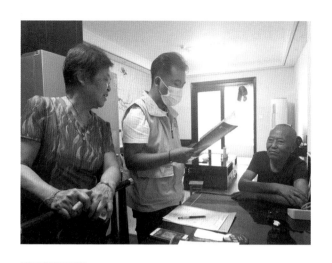

张老和工作
人员交谈

我们家在渭南，他们家在岐山。岐山地势高，庄稼地里浇不上水，产量低，所以日子一直很艰难。老张真是受苦了，在厂里上夜校的时候，父母都不舍得给他买本子。他现在只要看到电视剧里演绎旧社会的穷苦镜头，都会流泪，因为他都亲身经历过。"

张老的家是新装修的，非常漂亮、考究，可以看出他的退休生活非常幸福。在填完遗体、角膜捐献登记表后，张老说："我是前段时间听另外一个朋友说他办理了遗体捐献手续，我觉得这是一个非常好的事情。人死了什么都没有了，还不如把有用的捐献出来。如果我的遗体能为攻克医学难题发挥作用，如果我的器官能帮助别人恢复健康，那多好呀！我已经退休这么多年了，不能给党做什么贡献了，就把自己的遗体捐献出来，来报答党的恩情。"正是因为我们的党代表着最广大人民群众的利益，有无数个像张老一样的党员愿意为党的事业奉献自己的一切。张老的精神也将激励和鼓舞着我们，更好地开展遗体和角膜捐献工作，为祖国医学事业的发展、为盲人重见光明贡献自己的全部力量。

点亮生命　播种希望

第章

活着是为了心

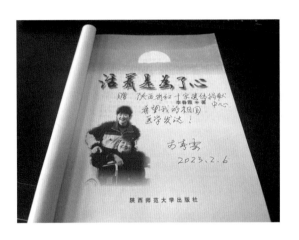

母亲出版的书籍

母亲李春霞出生于1948年正月，刚满周岁时就因一场大病落下终身残疾，导致胯部及双腿畸形萎缩，脊柱也呈现S状弯曲，从此只能靠两个小板凳挪动身体。母亲因身体原因无法正常入学，在家人的帮助下识字，并读了许多书，自学小学课程。1961年母亲给《中国少年报》的知心姐姐写信，倾诉自己想上学的愿望，终于在团市委的帮助下，开始了小学六年级的学习。

1965年母亲初中毕业，一年后柏树林人民公社给她安置了一份在装订社上班的工作。1979年初经人介绍，母亲与父亲结婚，11月生下我，但两人因教育理念的分歧离婚，结束了2年9个月的婚姻。从此母亲一个人带着我，靠着微薄的工资生活。在我上初中的时候，母亲给自己制定了三个目标：培养我上大学；写一本关于自己的书，通过这本书表达她对关怀过她的人的感恩；将自己的遗体捐献给医学院。1999年我考入陕西师范大学，母亲与我一同进入大学生活。其间母亲读了很多书，还学会了用电脑打字和上网。在陕西师范大学出版社的帮助下，母亲出版了自传《活着是为了心》。

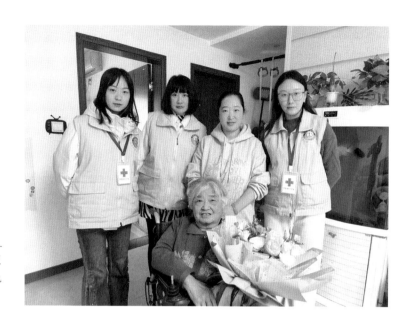

工作人员上门看望
李春霞老师并为她
办理遗体捐献事宜

　　2023年2月6日，母亲在与陕西省红十字遗体捐献中心
（西安交通大学医学部遗体捐献办公室）的工作人员沟通后，
填写了公民遗体捐献申请表，在去世后将遗体捐献，为医学
事业的发展尽绵薄之力。

第二节　器官捐献中大爱无疆的故事

如果生命能够延续

　　生命是多么深邃的话题，它包含着人世间一切最极致的
体验。看似神圣，但又那么虚无缥缈。生命是什么？是细胞

携带氧气输送到各个器官，为之提供能量，使它们不会缺氧，以便维持机体正常工作；是精子和卵子结合，在子宫内着床，经过孕育，在产房里的第一声啼哭；是还有一丝希望，机体都会努力运转直到最后机能耗尽。有人说，生命是希望，是存在价值的意义，是有思想的灵魂，是百灵鸟歌颂自然的喜悦。生命的意义，不仅仅是生老病死，还有它的延续。生命如果有颜色，会不会看上去就像凡·高的《向日葵》和《星月夜》；生命如果有态度，是不是听上去就是贝多芬的《田园交响曲》和《英雄交响曲》。

我是一位医务工作者，自然少不了与"生死"打交道。新生儿科、普外科、呼吸与重症医学科、临终关怀科，从第一声啼哭到手术室里紧张的气氛，到呼吸机不停运转维持生命，再到患者缓缓垂下手臂。当心电图成为一条直线，病房

手术台上

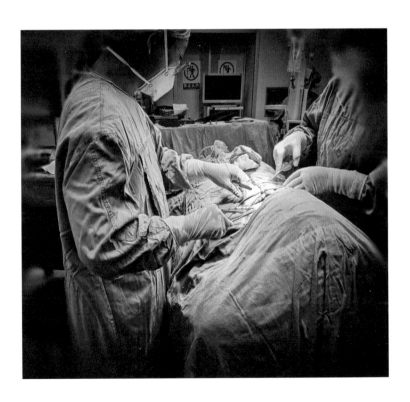

只剩下秒针滴答的声音，寂静的氛围好似可以感觉到死神降临，它的到来带走了患者的生命及其家人的最后一丝希望。病房里除了哭泣的声音还有医护人员的无奈叹息，生命离我们很近，也很远。

去年冬季的一天，正是大雪纷飞、寒风刺骨的时候，解剖教研部门口举行了一场神圣的交接仪式。车子缓缓从大门口开来，一捧黑色布花挂在车头为逝者引路，伴随着天空飘落的大雪及车内家属的哀号，一切的一切都代表着对逝者沉痛的思念。车子停下来，一行人身着西装，戴白色礼仪手套，拉起车门，将平车推下。平车上用白布遮盖着逝者的尸体，他们缓缓将遗体推向接待者。参与活动的人身着白大褂，深深鞠躬，向遗体道别。交接完成后，接待师推着平车走进太平间，家属站在原地号啕大哭，声音撕心裂肺，哀号声让人感到凄凉。

家属目视着遗体远去的身影，再次鞠躬，做最后的告别。他的角膜及有用的器官将捐献于红十字会救治更多需要的人；他具有研究价值的组织将提供给科研研究，为临床工作、医学发展事业提供宝贵的财富。

随着科学技术的不断发展，机械设备似乎也成为人们继续延长寿命不可缺少的一部分。譬如，骨折后手术中将钢板植入起到固定作用以便骨愈合；心衰患者可以选用起搏器植入或者心脏移植；静脉血栓的患者，选用介入手术治疗放入滤器以阻挡血栓流向致命的脏器。这种替代疗法对于延缓生命来说未必是坏事。对于植入或移植的患者来说，需长期服用抗凝药或抗排异药，以达到异体在体内适应。

患者是一个患有慢阻肺多年的老人，2个月前因新冠感染后出现呼吸困难、血氧不稳的情况。入院后治疗效果不理想，多方会诊后建议进行肺移植手术治疗。在家属发愁找不到供体时，一个好消息扭转了僵局——刚刚车祸去世的43岁男性，其家属决定捐献器官。几经周转后确定了方案。由于时间紧、任务重，院方为此开放紧急绿色通道。浙大二附院手术室里，主刀攥紧拳头，死死盯着监护仪上心率、呼吸、血氧波动，生怕病人在供体到来之前出现意外。"小李，看看（肺源）怎么还没到？"张主任迫切地问。"在路上……在路上了""主任，到了，到了"一个护士气喘吁吁地提着器官转运箱冲进手术室，焦急地说。肺移植手术开始，在紧张的氛围中，伴随着麻醉剂滴滴作响，呼吸机不停运转维持生命体征，手术室里的每个人都屏住呼吸，每个人背后早已被汗水打湿。"小刘，接通血管，看看血流情况……"经过 17 个小时的不懈努力，病人恢复正常呼吸。大家拍手鼓掌，流出激动的泪水，成功了，成功了！又挽回一条生命。经过长时间手术，病人脱离生命危险，生命体征平稳，大家这才松了口气。术后，在病患家属多次表达了想与捐献者家人见面的请求下，取得了和对方视频连线的机会，向他们表示感激。"我们将他的身体捐献出来，希望他可以换一种方式继续好好活下去……"视频中讲话的是捐献者的母亲。她两鬓斑白，面色憔悴，非常悲伤。

我是活人治愈的维修师，同时也是遗体捐献签约者中的一员。作为外科工作者，我们的场地是手术室，对象是患者，旨意是挽救生命；作为遗体捐献者，我会将自己送上解剖台，请求他们将我拆散，为医疗事业做最后一丝贡献！如果离去时我仍健康，我愿将有用的器官捐献供他人继续使用，延缓他人生命。

如果生命可以延续，希望失明的人可以再见光明；如果生命可以延续，希望骤停的人可以重奏心谱；如果生命可以延续，希望化疗的人可以感受春风拂过发梢；如果生命可以延续，希望被病痛折磨的人可以拥有强健的体魄。

器官捐献，绽放生命之花

——世界以爱吻我，我报之以礼物

7月19日清晨，万籁俱寂，黑夜正欲隐去，破晓的晨光慢慢唤醒沉睡的生灵。此时，西安交通大学第一附属医院手术室里器官捐献获取团队正在紧张准备着，即将实施一台器官获取手术。这名捐献者的器官和组织将使他人获得重生，而特殊之处在于，他也曾是幸运者中的一员。

22年前，左先生被诊断为终末期慢性肾衰，在这个成家立业的年纪饱受定期血液透析的折磨，这给左先生的身体与精神均带来极大的压力。也许是天无绝人之路，命运眷顾这个青年，他幸运地等到了合适的肾脏。2000年6月30日，在西安交通大学第一附属医院手术室里，年仅27岁的左先生

医务人员默哀

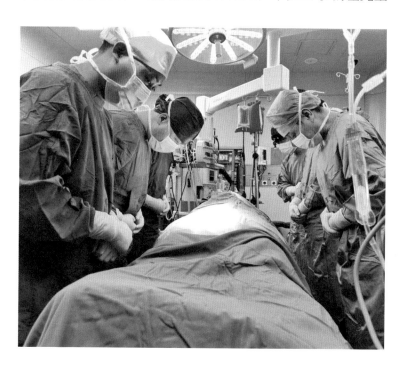

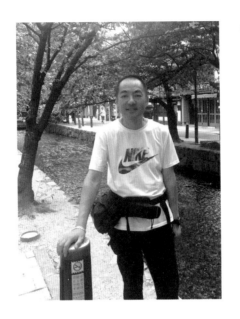

接受了肾脏移植手术，手术过程十分顺利，术后左先生开始了新的生活。

左先生和他的家人深深感受到器官捐献对一个饱受疾病折磨的人和家庭来说是多么的重要，多么的难能可贵。他一直怀着感恩之心向阳而生，努力工作回馈社会，遵照医嘱，仔细呵护这来之不易的肾脏。在妻子的眼中，他是一个热爱生活的丈夫；在孩子的眼中，他是一个负责任的父亲；在医生的眼里，他是一个"听话"的患者。

然而造化弄人，2022年7月17日，年近半百的左先生突发脑出血，在西安交通大学第一附属医院历经两天的积极抢救，但最终因病情严重，医生再也无法将左先生从死神的手中夺回来。左先生的妻子看着脑死亡的诊断结果，一时竟不知所措。但想到丈夫生前的遗愿，妻子决定将丈夫收到的这份大爱继续传递下去。7月19日，左先生的家人含泪签署了器官捐献申请表，愿意将左先生能用的器官捐献出来挽救更多人的生命。"我们一家人能够感受到器官衰竭给整个家庭带来的痛苦与无奈，希望先生和全家人的这一举动能够挽救其他人的生命"，左先生的妻子如是说。

经过西安交通大学第一附属医院OPO团队的严格评估，最终左先生的家人将其肝脏和角膜捐献出来，为三个家庭带去了光明和希望。

据说，人的一生有三次死亡，第一次死亡，就是医学上认证的死亡；第二次死亡，是在你的葬礼上，你的生前亲朋好友向遗体告别时；第三次死亡，是你在后人的记忆里被彻底抹去了。而左先生，则永远地活在了那三个家庭所有人的记忆中。

我们感动和敬佩于左先生一家的心存感恩和无私奉献，这些可爱、平凡而伟大的人，如一盏亮在黑夜的明灯，使迷失方向的航船找到温暖的港湾，如凝结着人间真情的泪，流淌在人们心间。

大爱无私，永"恒"于心

"如果他（的器官）还能救别人，那就把能用的都捐了吧，哪怕是只能救一个人也好"，杜女士哽咽着说道，"今年春节前本来说好的，一家人一起吃年夜饭，没想到他突发脑梗后陷入昏迷，就再也没有醒过来，一句话都没有留下"。

2022年除夕的脚步越来越近，到处都充满着春节的气息，然而家住汉中的杜女士一家却陷入了极度的悲伤之中。1月16日，杜女士的哥哥杜恒因突发脑梗晕倒在家，被紧急送到宁强县天津医院。入院以后，杜恒一直处于深度昏迷状态，经医护人员全力抢救仍未能好转，后经检查被判定为脑死亡。

当了解到患者的病情后，我试着联系了杜女士一家，向他们宣传公民逝世后器官捐献的相关政策，在场的所有人都沉默不语，或许是仍然无法接收杜恒年轻生命的逝去。令我意想不到的是，第二天，我接到杜女士的电话，"我们同意

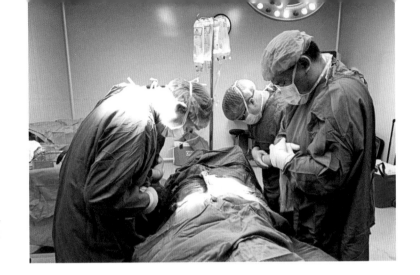

向人体器官捐献
者默哀致敬

捐献哥哥的器官，就像你说的，虽然他走了，但是能够让他人的生命得到延续，让他们带着'他'去感受这个绚丽多彩的世界，对于全家人来说，也是一种安慰吧！"妹妹含泪说道。

1月17日，在红十字会两名协调员的见证下，杜女士一家签署了器官捐献同意书，最终，杜恒的肝脏和肾脏分别移植给了三位器官衰竭的病人，让他们重获新生。他的眼角膜也成功移植给两位病人，帮助他们重见光明。

人生路遥，平凡如你，不平凡亦如你。

谢谢你，杜恒。

我们会永远记住你，正如你的名字那样，永"恒"于心。

向捐献者亲属颁
发人体器官捐献
荣誉证书

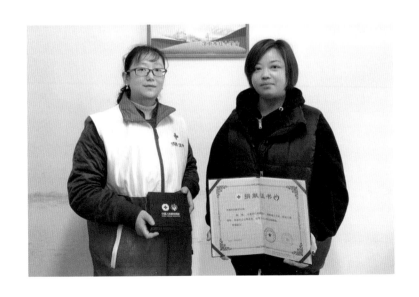

生命的延续 | 另一种意义的救死扶伤

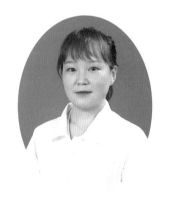

王少华

2020 年，新冠肺炎疫情席卷全国，她主动请缨赴战疫一线，近两年以来，她穿梭于不同的抗疫战场，白衣执甲、向险而行，救治了一个又一个患者。然而造化弄人，年仅27 岁的她却因病离开了这个美丽的世界，在生命逝去的最后时刻，她毅然捐献了自己的器官，用最后一点力量让 6 名患者重获新生，她就是抗疫英雄、器官捐献者、白衣天使王少华护士。

27 岁，美好的青春年华，成熟的蓓蕾刚刚绽放。奈何世间无常，她还没能与相爱之人组成家庭，还未体会做母亲的幸福，还没来得及孝顺父母，便不得不与他们天人永隔。即使命

毕业留影

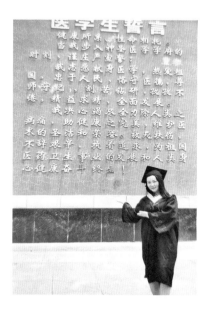

运这般残忍，尽管病痛如此折磨，但她始终是那样坚强和勇敢、悲悯且善良，不仅努力地安慰着自己的家人，还劝说他们同意自己进行器官捐献，要尽自己最后的努力挽救更多的生命。

南丁格尔誓言——余谨以至诚，于上帝及会众面前宣誓：终身纯洁，忠贞职守。勿为有损之事，勿取服或故用有害之药。

点亮生命　播种希望

第章

尽力提高护理之标准，慎守病人家务及秘密。竭诚协助医生之诊治，务谋病者之福利。谨誓！王少华护士生前始终坚守南丁格尔为护士所写的"救死扶伤、生命至上、全心全意、甘于奉献"誓约，她把热血青春献给了她挚爱的事业，以实际行动践行了一名护士的初心和使命。她在生命即将逝去之际想的依然是救助更多的患者，帮助更多的人。这样的精神令人感动和敬佩。

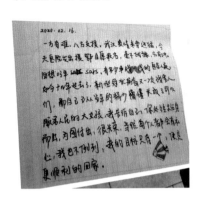

王少华护士永远地离开了我们。为了尊重她生前的意愿，她的家人在悲痛之余，签下了器官捐献志愿书。失去至亲的悲伤和绝望，非亲历无法感同身受，他们的决定值得所有人敬佩，这是对生命的珍惜，对他人的同情，对社会的无私奉献，更是内心深处的坚强和对命运的抗争。

经过西安交通大学第一附属医院 OPO 团队的评估，她成功捐献了肝脏、肾脏、心脏和角膜，她的器官为 6 个家庭续上了希望的灯。

志愿捐献器官，奉献生命礼物！生命五彩，永执纯白！

妈妈还活在我身边

9 月 7 日，在陕西打工的郭宗华不幸遭遇车祸，即将离开人世。西安交通大学第一附属医院 OPO 器官捐献协调员向郭宗华的爱人、两个儿子、母亲、兄弟讲解了公民逝世后器官捐献的相关事宜。

让人感动不已的一幕发生了，郭宗华的儿子竟然从口袋里拿出了自己的器官捐献志愿者卡片，说早在几年前大学毕业时，就已经在中国人体器官捐献管理中心登记成为一名器官捐献志愿者，而且他常年坚持献血，经常参加社会公益活动，这些举动顿时让人心生敬意。全家人都非常支持器官捐献公益事业并一致同意自愿无偿捐献郭宗华的可用器官，让亲人的生命以另一种方式得以延续。

2021年9月7日晚，郭宗华逝世后西安交通大学第一附属医院为其进行了肝脏、肾脏、眼角膜的捐献获取手术，使三位器官衰竭患者重获新生，两位角膜盲患者重见光明，感受生命的美好。"器官捐献就是生命终点的一次很有意义的选择。现在我感觉妈妈还活在我身边。感谢国家和红十字会帮助我们留住了对妈妈的念想！"郭宗华儿子朴实而坚定地

医务人员默哀

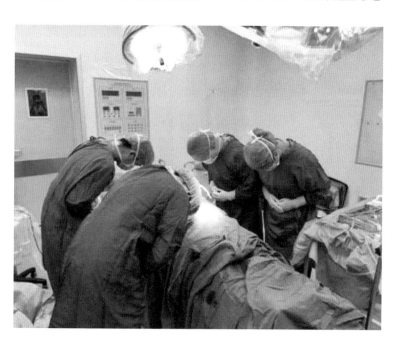

　点亮生命　播种希望

说。捐献结束后陕西省红十字会工作人员联系了四川省红十字会，帮助郭宗华儿子满足了把妈妈的名字刻在四川省人体器官捐献纪念碑上的愿望。

清明追思为生命礼赞
感恩捐献致无私大爱

"年年陌上生春草，岁岁清明思故人"，每年清明时节，春意盎然，是最适合踏青的日子，也是人们祭奠亲人的日子。

在这个特殊的日子，作为西安交大一附院一名捐献工作人员，我不禁想到有这么一群人，因他们的无私大爱，为他人燃起重生的希望，也为自己的人生选择光辉谢幕——他们是器官捐献者。

2022年3月15日，我来到榆林开展捐献工作整整一个月，接到榆林市第一医院消息，有一位患者处于深昏迷状态、无自主呼吸，已达到临床脑死亡状态，经过严格评估后，患者器官功能良好，出于工作本能，我试着接触患者家属。

"孩子爸是家里的顶梁柱，他不在就和天塌下来一样，孩子还小，总问爸爸去哪儿了？我也不知道怎么回答"，听到家属这样说，我一时不知该如何开口。但是，想到我的背后还有一群器官衰竭患者仍然在默默等待重生的希望，于是我鼓起勇气向患者家属讲述了公民逝世后器官捐献的相关政策法规。我没有想到，患者家属对于捐献十分理解与支持——"如果能够挽救更多的人，我们同意通过这种方式让他人的生命得以延续，给需要的人带去继续生活的希望"。患者家属含泪表示，"哪一天我想他了，至少知道他仍然以另外一种方式活在这个世上，对我也是一种安慰，等孩子长大了，我会告诉孩子爸爸是最伟大的"，这是患者妻子最真实的想法。

当患者四位家属共同签署器官捐献志愿书并按下手印之后，看着那微微颤抖的手指，听着那一声声的叹息，在场的每个人都能深深感受到这个家庭失去至亲的悲痛。最终，这位患者挽救了三名脏器衰竭的患者，使两名在黑暗中挣扎的患者重新看到春日的阳光。

这是我到榆林工作开展的第一例捐献。每一例成功的捐献背后是 1 例死亡和 3 至 5 例重生，是很多人连续几天的不眠不休。我们被称为生命的摆渡人，我觉得我们也像这春天的阳光，面朝阳光是希望，背对阳光是黑暗。清明节来临之际，为纪念器官捐献者无私的大爱精神，表达对器官捐献者家庭的关心和敬爱，进一步弘扬人道、博爱、奉献的红十字会精神，

医务人员默哀

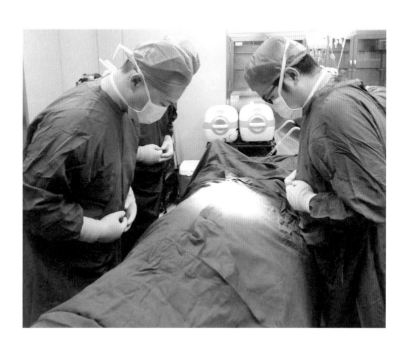

点亮生命　播种希望

第章

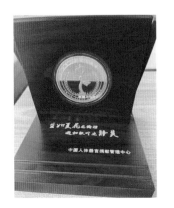

纪念碑

2022年4月2日，榆林市红十字会及西安交大一附院工作人员为器官捐献者家属送去了慰问与关怀，并及时了解捐献者家属情况，为家属解决生活上的困难。

"感谢你们一家人的无私奉献，你们的义举带给社会的不仅仅是生命的延续，也传递了无边的大爱。"榆林市红十字会"三献"工作负责人对捐献者家属说。近年来，由于捐献器官数量有限，器官紧缺已经成为我国临床器官移植治疗的瓶颈。每年我国约有150万患者需要器官移植，而每年器官移植手术仅有1万例左右。

心之所向，行之所往。希望更多的人加入捐献队伍，让生命得以延续、精神得以传承，让更多的人能够从器官捐献中受益。

探访慰问捐献者家属的别样感触

临近春节，我与陕西省红十字会、西安交通大学第一附属医院的同事们一起来到捐献者刘先生的家中走访，表达对捐献者及其家属的关心与问候。

走进刘先生的家中，整洁温馨，看着墙上挂着刘先生一家三口的生活照片，全家人嘴角上扬的幸福美满让我的心隐隐作痛。原本幸福的一家现在少了一人，显得有一丝凄凉。

2022年11月9日，刘先生因脑出血离开了人世，在悲痛之余，刘先生的爱人及儿子作出了伟大而艰难的决定，捐出刘先生所有能用的器官去挽救他人，最终刘先生捐出了心脏、肝脏、双肾及角膜，挽救了4个人的生命，使2人重见光明。

当时刘先生病情危重，家人也因为失去他而痛心，我们并没有太多机会与他的家人深入沟通，这次走访让我与刘先生的爱人有了一次面对面的更深入的交流。

"我的先生生前非常善良且乐于助人，早些时候就已经成为人体器官捐献志愿登记者，在他去世之前，我们就探讨过关于器官捐献的事情，我们都非常支持"，刘先生的爱人回忆道，"当我得知先生的病无法挽救了，我与儿子就下决心遵循先生生前的捐献意愿。虽然我的家里少了一个人，但想到有6个家庭因为我们的决定此时能够团聚在一起，我们非常欣慰"。简单的一句话，触动了在场所有人的心，正是因为有他们的大爱与奉献，才能让生命得以延续，让众多的病患重获新生，让更多的家庭得以团聚。

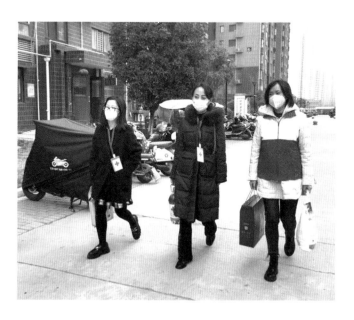

陕西省人体器官捐献管理中心副主任何洁及工作人员在看望捐献者家属途中

我是西安交通大学第一附属医院的一名器官捐献协调员，在协调员岗位上已工作了10年，这10年来受到过各种冷眼、不理解、不支持，工作中历经过种种艰辛，也偷偷抹过眼泪，但最终能让我坚持一直走下来的就是这些捐献者家属，他们的大爱坚定了我对这份工作的信心。

点亮生命　播种希望　第一章

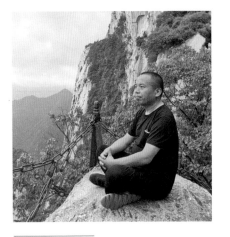

刘先生生前照片

我诚挚感谢所有捐献者及其家属，是他们在面对生命走向终点之时，献出了珍贵的生命礼物，给更多的人带来了生的希望。在此，向所有的捐献者及其家属道一句："捐献者虽然已逝去，但是他们的大爱故事永远铭记在我们心中！"

医者誓言

余卢军，在医生的岗位上坚守了 15 年，在他生命的最后时刻依然继续坚守救死扶伤的誓言，选择捐献了肝脏、肺脏、双肾和眼角膜，使 4 名器官衰竭患者重获新生，2 位眼盲患者重见光明。

"我志愿献身医学，热爱祖国，忠于人民，恪守医德，尊师守纪，刻苦钻研，孜孜不倦，精益求精，全面发展。我决心竭尽全力除人类之病痛，助健康之完美，维护医术的圣洁和荣誉，救死扶伤，不辞艰辛，执着追求，为祖国医药卫生事业的发展和人类身心健康奋斗终身。"

从医十几载，他始终铭记这庄严的宣誓，以一颗真诚的心认真对待每一位患者，时常面带微笑，让患者及家属不再害怕病痛，积极乐观地面对病情，受到多位家属的一致好评，一面面锦旗就是对此最好的证明。

2023 年 4 月 21 日，余医生正在手术台上认真工作，突然的头疼令他倍感不适，头痛剧烈的他坚持完成了手术，随后

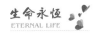

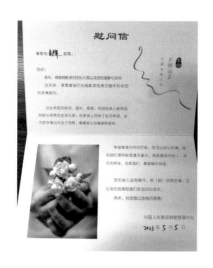

便立即被送去检查，结果显示动脉瘤破裂出血，经过积极的救治，他仍然陷入了昏迷，再没有醒来，且已经被判定为脑死亡。

西安交通大学第一附属医院 OPO 的工作人员了解情况后找到了余医生家属，向家属宣传了公民逝世后器官捐献相关政策。

家属在悲痛之余，同意了在他逝世后捐献所能用的器官救治那些生命垂危的器官衰竭的患者，希望通过这样的方式延续他对这份神圣工作的热爱，在生命的最后践行他救死扶伤的职责。

我们虽然不能决定逝者生命的长度，但是家属用他们的行动诠释了生命的温度和宽度，器官捐献，让逝者的医学梦想和生命在受者身上延续，这也是梦想的传递和生命接力的旅程，继续感受着世间的美好！

感恩的心

2023 年 3 月 27 日在西安交通大学医学部举办的清明遗体器官角膜捐献者缅怀纪念活动中，来自肝移植受者赵先生深情演绎了一首《感恩的心》。我看到了一张熟悉的面孔，在做协调员工作之前，我曾经是肝移植科的一名护士，护理了多位肝脏移植的受者，他是其中的一位，也了解一些他们的故事。

赵先生曾经是单位的岗位能手，2011 年 1 月 30 日夜里十点多了，他忙完自己负责的单位团拜会，送走最后一个工作人员，拖着疲累的身躯回到家，想着终于忙完了工作，感觉身体有些不适，准备去医院调理一下身体。第二天一早请了假后，就来到医院挂了专家号，没想到立即就被医生开了住院单，然后通知办理住院，之后就开启了近一年的与死神的激烈争夺战！他辗转住进了西安交大一附院感染科，经过几乎天天血浆、蛋白的历时几个月的全力救治，身体还是没有得到正回馈，各项指标仍然向下狂奔，经过感染科的评估和建议，他和家人斟酌再三后，收拾心情来到交大一附院肝胆外科决心做最后一搏，等待肝脏移植。

在等待期间，他在感染科长达十个月的住院时间就成了保命之旅，期间做了数次血浆置换，也不知下了几次病重、病危通知，经历了肝昏迷、肠道感染等棘手的问题，堪堪保住了一条性命，总算是在最后关头等到了生命里最珍贵的礼物——一颗捐献的年轻的健康的肝脏。2011 年 12 月 20 日，在经历了又一次血浆置换抢救回来的他，刚刚清醒没有几天就被推入了手术室，接受了历时八个多小时的肝移植手术，他又一次活了过来，获得了第二次生命。虽然肝移植术后之路并不是一帆风顺的，不断有各种各样的诸如胆管狭窄、高血糖、高血压等问题涌出来，但总归是他已经能够回归正常生活，回归家庭，也肩负起自己应该肩负的责任。

移植术后这十年来他一直心怀感恩，感谢捐献者在生命的最后献出宝贵的礼物，让自己得以活下来。2011 年"器官捐献"这个观念还不像今天这样被普遍接受，那一年西安交大一附院只接收了两位逝世公民的器官捐献，而他就是接受了其中一位的生命馈赠，他带着他的一部分继续活下去。目前的他已经在生活和工作能够担负起自己的责任，也想把捐献者的这份爱心继续传递下去。而且已经签署了器官捐献志愿登记，哪怕是最后做一位"大体老师"，也要把这份爱传递下去！

时间来到了今年三月初，移友们接到了西安交大一附院的通知：清明节前由省红十字会举办的"生命 遇见"纪念器官捐献者的缅怀活动中，需要移友参与表演的节目。他听到这个消息后的第一反应就是一定要去参加，就演唱那首《感恩的心》，他说："说实在话，我不是专业歌唱演员，更没有出色的歌喉，也没有经过任何专业训练，只是想要由衷去表达我的心声！这是我十一年来一直想说出的心声！是这十一年中在心中不断吟唱的心声！这份心声，也是我今后生命之中最强的音符！也是所有移友们内心深处最强的心声。"他的这些话也让我对器官协调员这份工作的重要性有了更深的理解，"生命的摆渡人，传递大爱之人"。

有这么一群人，他们是平凡的人，却选择了不平凡的离去方式，他们故去后，名字被镌刻在"生命永恒"纪念碑上。他们慷慨捐献，挽救终末期器官衰竭患者，助力医学事业，引领医学生步入神圣殿堂，以逝者之躯启迪在生之人。我们共同缅怀为拯救生命，奉献大爱与希望的各位遗体器官角膜捐献者！

点亮生命　播种希望 第一章

第三章
心向阳光　一路芬芳
CHAPTER THREE

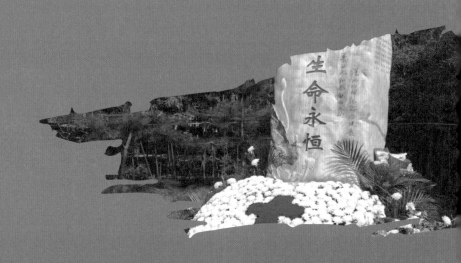

第一节　人文关怀凸显医学温度

执笔签下那个名字的时候，遗体捐献志愿者们就做好了以最后珍贵的生命换取他人无限的生的希望的准备。这该是多么崇高且伟大的行为？如果你也思考过生老病死，或是正经受着病痛的折磨，大概率便会希望离世后能够远离生活的苦难、拥有一个稳定的结局。而他们在最后的时刻坚定地作出了不同于常人的决定，是由多么坚毅的意志所支撑的！

捐献遗体在现代视角下是将生命的热度燃烧至身后，无限延长生命的长度，增添生命的厚度，使生命真正永恒。然而在传统意义上这显然不是一个尘埃落定的决定，尤其对于主要捐献者的老年群体来说更是如此。土葬的传统观念、否定的亲属态度等都会影响社会舆论，给捐献者们带来压力。而他们只是无言地打破着，逆流而行着，与"入土为安"的传统观念作出自心底的告别；他们是独行者，孤注一掷者，将身体交付素未谋面的专家与医学生。

这样高尚的情怀，是出于最质朴自然的人文关怀，在生命的末端化作春泥，为人类的土壤提供温暖的养分。而我们的医学工作者和医学修习者则用人文关怀反哺捐献者，弘扬"人道、博爱、奉献"的红十字精神，发扬中华民族慈悲、爱心的传统美德，让他们在全过程、多角度感受到冰冷的医学器械下人与人间滚烫的温度，在签字、持续联系、交接遗体、告别仪式、处理使用、后续措施、社会表彰等过程中，以实际行动告诉他们：他们所做的努力都不曾被辜负，他们鲜活的生命会在医学中长存。

1. 志愿登记

在对于遗体捐献进行一系列的宣传推广之后，遗体捐献部门需要做的就是留下完备的、便捷的联系方式，等待志愿者联系。遗体捐献是一项非强制、纯自愿的高尚志愿活动，因此相关部门在宣传性质的活动之外没有权利主动寻找、定位志愿者。

经历心理上的转变后，部分人群选择主动联系遗体捐献部门，以电话、邮件或者微信等方式确认时间、地点等具体信息，带上身份证件，按照约定来到西安交通大学遗体捐献办公室确认签字。该办公室坐落于西安交通大学雁塔校区内，安静而沉稳，被一片郁郁葱葱的树林包裹着。志愿者在进入办公室时，能看到一路上志愿者墙上各式各样的具有感染力的笑容；再一抬头，满目苍绿的爬山虎宣告着生命长青的厚度，奇迹般地安抚焦躁的人心。走上二楼转角的办公室，热情的工作人员会及时出来迎接志愿者，将志愿者领到签字的房间。秉持着人本精神，工作人员会向志愿者仔细确认捐献意愿，递上签名文件。志愿者可以根据自己的意愿和实际情况自由选择捐献遗体器官或是角膜。

签字是遗体捐献中最初步的环节，无须过于焦虑或担忧。签字并不代表着百分百捐献遗体。为保证志愿者充分的自主选择权，遗体捐献办公室不强制要求签字的志愿者在过世后捐献遗体。志愿者在签字后仍然可以根据自己的意愿作出决定，在后续的时间中可以选择撤销登记和变更意愿。国家明文规定：自愿捐献遗体需要死者生前签订公民遗体捐献申请表，自愿捐献遗体，并得到直系亲属的签字同意，立有遗嘱说明，去世之后自愿将遗体捐献给国家、医学院，供教学研究之用。如果本人不签订、不立遗嘱，或是直系亲属不同意

心向阳光　一路芬芳　第　章

捐献，都不会强制要求捐献。因此，签字的捐献成功率往往较低。这虽然在一定程度上拉低了捐献效率，但是自主选择权作为医学的人文温度的重要保障，是更为重要的、能使得这项事业不断延续的常青树。

2. 定期随访

在初步的签字之后，遗体捐献办公室控制着时间和频率关心、联系志愿者。也许在诉诸文字时，这听起来非常简单，无异于日常中与亲朋好友的寒暄问好。但事实上，这是一段非常不容易把控程度的时期：如果联系过于频繁，会打扰到志愿者的正常生活，使志愿者及其亲属感到厌烦，甚至造成不可逆转的嫌隙，降低捐献成功率；如果疏于联系，则会带给志愿者一种冷漠的印象，会降低捐献者捐献热情，并且出现断联的可能。也就是说，之前所做的一切努力都有可能在此期间归零。

西安交通大学遗体捐献办公室的老师们对此也表示非常苦恼。事关生死大事，联系过程中的任何细节都会被无限放大，稍有疏忽或者越界的举动都会让志愿者感到心理上的不适。他们有心去做好遗体捐献事业，为我国医学水平提供更夯实的保障，从而让更多人少受病痛苦难的折磨。规范获取渠道之后，现在的医学研究对遗体的需求数量远大于捐献数量，但教学进程不能因此停摆，老师们不免心切；同时，他们也对志愿者有着发自心底的尊重，希望志愿者们在捐献过程中得到最具有人文关怀的服务。如何去做好持续联系的步骤，还应结合具体情况分析，综合各要素作出理性科学的考量，给予志愿者最优质的体验。

在联系过程中，有时候还会出现一些特殊情况。志愿者在此过程中改变决定，不再愿意捐献遗体，遗体捐献办公室会给出最大程度的尊重，不干扰志愿者的任何意向。因各种原因与志愿者断开联系时，办公室也会通过各种方式争取重新获得联系方式，按照实际情况继续推进后续流程或停止联系。当然，有时也会出现一些紧急情况。志愿者本人突然离世，往往需要志愿者家属在一定时间内主动联系办公室，以确保遗体满足医学研究要求。这对于志愿者家属来说无疑是非常残酷的，甚至没有足够的时间与家人告别。因此，也有家属对志愿者本人的遗体捐献志愿不知情或因个人情感未与办公室联系的情况，而与办公室断开联系。办公室都对此表示深重的哀痛，并且非常理解家属的决定。

阳光明朗的初夏，侯先生穿着看上去与炎热的天气有些不相适宜的马甲来到了办公室，向办公室工作人员郑重地递交了遗体捐献志愿表格。在此之后，办公室的工作人员一直与侯先生及他女儿保持着持续的联系。侯先生的女儿向办公室的工作人员坦白，她本人无法接受将父亲的遗体捐献出去。在传统的孝道压力之下，养育之恩未尽，除了有一些外界不理解与指责的各种声音，同意捐献父亲遗体这件事本身就会令她感到深深的愧疚与自责。而办公室老师在表示理解之外，积极与她沟通，希望能帮助她克服心理障碍，如果她最终还是不同意捐献父亲的遗体，办公室仍将尊重她的意愿与选择。一个平常的夜晚，办公室的工作人员接到了侯先生女儿的电话。她忍着哭腔，与工作人员讲明了情况：侯先生已经昏迷多时了，他终究还是走到了生命的最后阶段。在清醒的十分钟内，他无力地拉着女儿的手，郑重地交代她一定要联系遗体捐献办公室的徐自立老师。一时间，酸楚与动容同时泛上她的心头。这是父亲在生命的最后时光中最为挂念的事情，如果不替他完成这项伟大的事业，他一定会带着遗憾离去的。侯先生的女儿在经过反复的心理斗争之后，给办公室打来了

心向阳光　一路芬芳

第一章

电话。她希望能够尊重父亲的意愿。

3. 交接遗体

当志愿者的生命最终落幕，遗体捐献办公室会在照顾家属情绪的同时尽快进行遗体交接。

接到志愿者方联系电话后，办公室会立马调动足够的人力物力，将遗体转移到专门部门进行规范的医学操作，怀着崇敬之心将其制作成医用遗体。时间紧迫，境遇两难，办公室人员无法单单顾及家属的告别需求，还需要对其进行中和考量，将遗体及时进行医学处理。眼角膜的捐献需要在离世后6小时内进行操作，遗体的捐献需要在离世后8小时内捐献。如果因为主观原因耽误遗体的制作保存，不仅会使遗体捐献办公室和医学教学事业受到损失，也会使志愿者的遗愿未能得到实现。无人愿意看到这种境况。

交接遗体的一系列过程中，办公室保证流程正规、运送安全、操作科学，在思想和行动两个层面对志愿者遗体表达最为崇高的敬意。遗体捐献办公室作为国家认可的公共机构，绝对不会出现商业化、娱乐化遗体等无底线的行为，在宏观思维上明确以人为本的总体出发点、落脚点的同时，在实践细节上对办公室内部人员的行为进行严格规束，志愿者家属可以对办公室给予百分之百的信任。如果仍然无法放心，家属也可以在交接遗体后主动进行后续跟进。办公室会积极配合家属意愿，保证捐献遗体、处理遗体的流程公开透明，及时向家属传达遗体处理情况。

2010年，网民兜兜通过陕西省红十字会联系上了西安交通大学遗体捐献办公室。她曾是一个阳光开朗、热爱旅游的背包客，然而当她忍受着病痛的折磨来到西安时，她已经体力不支，甚至喘不上气了。在办公室内，兜兜的姐姐紧紧地搂着她，让她能够站得笔直，亲自去托付她最后的愿望，让她像没生病时一样，骄傲而恣意，有着自己所追逐的梦想与远方。兜兜面对着办公室专门负责的老师，在老师盈满泪水的眼中看到了自己短暂而又充实的一生的倒影——像山间的清风，谷间的流水，茂密的林叶间穿透鸿蒙天地而降临的第一束光。兜兜支撑着无力的身体，用尽全力干涩地吐出一句："能不能让我拥抱一下您……"办公室老师听到此话，马上紧紧地将她拥入自己的怀里。怀里的人好像突然泄了气，双手无力地垂下，将生命的重量托付于老师的手中。很长一段时间，谁也没有再说话，只是静静地感受彼此的温度在拥抱中流淌。老师感受到自己的肩上负担着异常沉重的东西，他向兜兜传递的是不变的后盾，兜兜向他传递的是对于无数生命的希望。

兜兜的遗体在学院中最大的解剖室里进行交接，她在此仍能感受到她所热爱的自然的宽广与宏大。解剖室里站得满满当当，人们都抱着感恩的心情，为这个年轻又高尚的生命扼腕叹息。在后续的解剖操作中，办公室的工作人员带着兜兜的遗愿，一丝不苟地对她的遗体做了处理。而兜兜的姐姐则由其他的办公人员陪伴搀扶着，与一生热爱自由与风的兜兜共享最后的相处时光。

4. 告别仪式

交接遗体并完成遗体处理措施之后，遗体捐献办公室每年都会选取合适的时间发起捐献者的告别仪式。这个时间往往是细雨绵绵的清明节。雨丝清怨，诉说离别的忧愁与细腻的怀念。在这个传统的节日里，所有得助于"大体老师"的教授、受教于"大体老师"的学生、捐献者的家属、新闻工作者及其他慕名而来的人们都会聚集一堂，对志愿者表达深切的敬意。首先，办公室会组织泛舟，人们将缅怀用的洁白菊花撒入长河之中，代替旧人的身内之物，用流水传达思念。小舟归岸，人们又重新聚集于西安交通大学雁塔校区"生命永恒"纪念石碑前，在郁郁葱葱的绿意的怀抱中，举行正式的仪式。办公室的代表老师用充满感激之情的演说对捐献者及支持捐献者的家属表示感谢，颂扬捐献者对学校教育事业伟大的贡献，并对捐献者的离世表示沉痛的默哀。随后，受教于此的学生代表发言，捐献者家属代表分享感受，人们通过多样的形式表达深切怀念。淅沥沥的雨声，悄然抹去了台下的啜泣声。人们静悄悄地怀念着献身的捐献者，不愿打破此刻为捐献者营造的安宁。

哀伤是每一个人在失去所爱和至亲时不可避免的情绪，亲人的离世，或是亲人遗体的捐献，都给家属带来了巨大的情绪波动与激烈的心理斗争。特别是在告别仪式时，即将爆发的感情在悲伤沉痛的氛围中被推向极致，捐献者家属很有可能在此刻面临情绪崩溃。严重时，还可能产生休克等意外情况，危及人身安全。此时需要时刻关注捐献者家属的情绪状况，及时对他们施以专业的心理辅导和正向引导，给予他们善意的拥抱，安抚家属不安定的心态。

告别仪式的主要部分结束以后，办公室老师会马上找到捐献者家属并表达关怀之情。家属在神圣的仪式中泛起了或喜或悲的遐思，泪水早早盈满了眼眶。其中一位年迈的老人在角落里更是泣不成声，泪水盈满了脸上岁月雕刻的美丽沟壑。经过悉心关照，我们了解到她本与老伴共同约定，一同与这灿烂盛大的人间告别，在离世后一同将遗体捐献给办公室，生前身后都要做有意义有价值的事情。然而不幸的是，老伴未能遵守诺言，先她一步走了，比她更早离去的老伴得到了这么多人真情的缅怀，对她而言也是一种慰藉。一颗飘荡不安的心降落于温暖的人潮中，虽然人们素不相识，但因为共同的心情汇聚在一起，托举起每一个无私的生命。人体虽然已经冰冷，但是还有这么多人铭记着、感恩着，生命因此而永远热烈、永远长明。念及于此，这位老人也更加坚定了在离世后捐献遗体的决心，与安然酣眠的老伴一起做身后的伟人。

5. 执教课堂

在对遗体进行医学保存研究的专业处理之后，遗体便成为有温度的"人体标本"，成为所有学生的"大体老师"。

"大体老师"首先被统一小心地存储在清理得干净整洁的储藏室内，在自己的位置上等待使命。当需要被使用时，专门的人员会来取用，将其移送到课堂上。教学过程中，学生们在书中及理论课堂上无法理解的知识，都在"大体老师"的身上获得切实的观测和实践。每个医学生都对"大体老师"怀着最崇高的敬意，永远记住每一个曾经给予过他们莫大帮助的"大体老师"的姓名和结构特征，永远缅怀、尊敬"大体老师"，在"大体老师"无言的教诲下努力奋斗成为好医生。甚至，外界人们不知道，"大体老师"这个称谓也是学生们出于感激之情自发形成的。

面对伟大的"大体老师"，医学教育工作者和医学生都会认真地思考自身的观念、规范自身的行为，西安交通大学医学部还特别开设了解剖开课仪式。首先，所有老师学生在开课之前都会对着"大体老师"深深鞠躬。随后老师严肃地告知学生详细的注意事项，介绍"大体老师"的情况。再由老师带领学生们诵读解剖学誓词："无言良师，授吾医理；敬若先贤，临如活体；正心恭行，追深辨细；德彰术精，终成大医。"这是一项不可忽视的仪式，它让所有学生在正式上课之前燃起对各位老师的敬爱之情，让美好、真挚的品质在老师与学生、学生与学生之间相传。相关调查显示，市民捐献遗体意愿影响程度最高的是情感因素，其中就包含着老师、同学对于遗体的态度和使用方法。这个重要的环节保证了老师和学生对遗体的尊敬态度，那么遗体捐献率也会提升。

但是人性的弱点不是每个人都能克服，因此不排除有少数学生不尊重"大体老师"的情况。因此，除了依赖人性本身的美好品质之外，学校也会采取不同的措施提高教职工和学生的道德素质水平，以更好地维护"大体老师"的身体和尊严。首先办公室在承担此项任务的时候，就已经规定了严格的规章制度，并严格遵守。没有权限，根本无法接触到捐献者遗体。除此之外，规章制度的执行还贯彻于遗体处理使用的每个方面，有专门的人员提供秩序保障，对有不正当行为的老师、学生进行严厉的批评处罚，捐献者无须担心身后遭到不幸的对待。国家也有明确的法律法规，保护"大体老师"不受非礼对待。在硬性规定之外，学校还积极从人文精神角度入手，着重培养教职工和学生的人文素养，提高道德底线，让他们真正为"大体老师"的高尚人格所感动、所震撼，打心底对捐献者产生敬爱之情。例如，在告别仪式时请所有学生参加仪式。当学生们在那样肃穆的环境下接触到生死的边界线，入眼的是老师、亲属通红的眼眶，入耳的是凄切真意的哭声——没法不为死亡本身所震撼。这是人世间唯一一件大事，而捐献者们在这件大事上不改清风傲骨，始终为人民延续生命的火种。此时学生便能深刻认识到，在离世后捐献遗体的捐献者是多么伟大！对于学生来说，参加告别仪式时，有关生死的价值被拆解重构，在心中凝结为更加具体的形状，多了一种不可逾越、不可动摇的巍然。这份记忆在学生们与"大体老师"相处时，时刻警醒着他们不可有任何不敬。

6. 人文关怀

虽然"大体老师"一直被小心对待，但是随着时间推移，"大体老师"总会有磨损、因不堪实验而退休的那一天。人们总是担忧老去时容颜衰老塌陷、身体机能衰退，而没有人再爱自己。但"大体老师"退休老去的时候依然会有无数人在学校、家庭、医院等地方真切地爱着他们。医学生从懵懵懂懂的学生时代迈入职业生涯，从助手一步步做到主治医生。当他们面对人生中第一台手术时，会想到始终陪伴自己、用自身教导实践的"大体老师"。在无数个日与夜中，他们反复练习、核对，再练习、核对，终于进入治病救人的手术台。"大体老师"会被所有的医生铭记于心，而医生们则会代"大体老师"看他们用身体所刻画出的不同的世界，看在死亡边缘重获生命的人们的喜悦。

探索和完善以捐献者为中心的工作流程和范式，将人文教育融入医学教育的范畴，引导鼓励学生积极参与各项服务环节及缅怀纪念活动，可以教育医学生学会感恩、懂得珍惜、敬畏生命。本着对生命的尊敬，不会随意对"大体老师"进行后续处理，而是会按照规章制度，在解剖课程结束后将其好好整理、送去火化安葬，得以善终；或是按照本人生前的个人情怀，根据社会的导向作出最合适、最令人满意的后续处理方式。在下葬以后，每年都会有工作人员和社会爱心人士前去扫墓。

除了对于"大体老师"本身的后续处理之外，办公室还会积极跟进志愿者家属状况，花充足的时间精力对家属进行寻访。遗体捐献者家属往往需要花很长时间才能从这件事情中走出来，解开哀伤、自豪、迷茫等相杂糅的复杂情绪。我国的哀伤辅导正在飞速发展，研究人员通过科学严谨的对比实验找出减轻志愿者家属心理不适感的最优解。从目前来说，我们的工作人员进行寻访时，或是直接感恩捐献者家属对于捐献事业的支持，表达对于平复哀伤、乐观生活的期望，希望能够继续为这个社会传递更多的正能量；或是间接地和家属聊聊捐献者的生活，聊聊跟着"大体老师"学习的学生，聊聊医学生们救死扶伤的成就……和家属们沟通的关键在于弥补他们心理上的情感空缺，提供充足的情绪价值。但是同时也必须掌握好尺度，在家属不愿意再有接触的情况下知礼节，留出合适的距离；也不能在与家属交流的过程中提起太多的伤心事，避免家属情绪崩溃。总之，寻访讲究有价值、可持续、可发展，不能让办公室与家属的关系仅仅停留在尘封的表格之上，而是要尽力通过寻访让捐献者家属能够得到慰藉。

7. 捐献福利

很多时候，单方面的付出还是会带来心理上的不公平，遗体捐献者可能会在高尚道德和个人情感间反复纠结自己是否做了正确的决定。因此，国家层面规定要给予遗体捐献者应有的福利，让他们在世时能够过上更好的生活。目前，我国不同地区的奖励与福利措施并不完全相同，相关规定还在持续完善中，但有几点是可以得到保证的。

首先，登记成为遗体捐献志愿者三年以上，在本人需要器官移植时可获得优先权。这对于大多数人（特别是年岁已高的老人）来说都是一个非常安心的保障——身后得以奉献于高尚的事业，生前更能够好好生活，在身体罹受苦难时优先得到救助，活出生命最精彩、最坚韧的模样。这何尝不是一种莫大的鼓舞？其次，遗体捐献志愿者在网站上或公众号上，可以得到纪念的实体卡。这代表了遗体捐献志愿者伟大的人格和国家给予的荣誉。除此之外，志愿者过世以后，会有专人负责他们的身后事，在其遗体发挥最大的光荣贡献作用后，按照完整流程将其妥善处置、火化安葬。就算离世前世上只剩自己独身一人，没有任何远近亲属能够帮忙安葬遗体，也无须担心离世后无人处理身后事。事实上，国家提供的安葬比传统的安葬更加有切实的保障，或是葬入从小生长的土地，或是葬入能听到母亲的歌声的黄河，或是葬入辽阔而自由、热烈而沉静的大海……专门的机构会为每一个捐献者的遗体提供一个真挚的最终托付。如果选择遗体安葬入土，每年都会有人扫墓献花。他们被美丽的花朵环绕，与一群同样伟大的朋友们一起，每天都可以看到人世间的蓝天白云、看到在自己身后成长起来的年轻人、看到人类的生生不息。制度在不断地完善，相信在不久的将来，遗体捐献的福利注册会更加完备周到，做到更有温度的关怀。

8. 社会表彰

在人世间拥有捐献遗体的勇气，就是在离开人世时获得了生命的长青。为了我国教育事业、医学事业，以及千千万万人民身体健康作出积极有力贡献的人，值得我们所有人去尊敬与缅怀。因此在捐献者离世以后，遗体捐献办公室会时时刻刻做好对捐献者的宣传与社会表彰工作，让所有得到捐献者生命恩惠的人都牢牢记住那个名字。

除了上文提到的固定流程——每年都会举办宣誓、纪念、告别仪式以外，办公室还探索和完善了以捐献者为中心的具有交大特色的工作流程和范式，建立了国内高等医学院校第一个以遗体器官捐献为主题的医学人文教育基地。在充分尊重志愿者及其家属意愿的前提下，办公室的工作人员会拍摄相关的纪录片，由专业人员进行剪辑、配音、配乐，在不同

心向阳光　一路芬芳

场合进行播放。同时办公室也会展开对志愿者的捐献事迹进行文本叙述工作，通过文字的力量，将感人至深的事迹传播给更多的人……在网络技术、信息传播技术更加发达的将来，我们还会运用更多方式，把志愿者的名字刻入每个人柔软的内心深处，为遗体捐献事业增添力量。

9. 整合宣传

在捐献程序之外，工作人员在日常生活中对遗体捐献进行宣传更能潜移默化地影响社会大众的态度，建立现代的生死观，缓解志愿者及家属的负面情绪。很多人将有遗体捐献意向等同于对生活失去了希望，这是对遗体捐献事业的极大误解。遗体捐献只是一种在离世后能够做一些更有意义的事情的选择，无关在世时的生活态度。因此，对正面案例进行大力宣传是十分有必要的。应从细节入手，将捐献的流程、管理制度透明化，解决大众对于遗体捐献产生的未知与不安，用实例去证实遗体捐献的真实性与高尚性；让更多人了解到遗体捐献，正视遗体捐献，认识到遗体捐献的意义。如果志愿者捐献遗体的行为没有得到广泛的社会认可，那么捐献者家属动荡的心无处安放，负面的情绪无处消解，很难真正形成全社会共同支持遗体捐献的良性循环，那么目前遗体捐献事业面临的困境依旧无法破局。

在遗体捐献的宣传上，首先需要遗体捐献部门对历年的数据、具体的案例和捐献的步骤进行整合归纳，挑选有特殊性、典型性的案例进行重点描述，使宣传更加深入人心。考虑到这种新的生命观对于大众群体的冲击性和遗体捐献本身的积极价值导向，可以从处于时代浪潮中、敢于接受新思想的学生群体开始宣传。年轻一代的力量是蓬勃的，他们的鲜活生命本身就代表着文明的延续，与遗体捐献的思想方向高度一致。当年轻人开始有了思想上的转变，会带起一股风潮，从学校刮到家庭，从家庭刮到职场，从职场刮到社会生活的每一个角落。这样一来，遗体捐献就会像消防安全、学雷锋做好事一样，深入人们心中，成为人人都有一定了解的事情。

作为推动社会正向发展的事业，官方对遗体捐献也有不少宣传。在此基础上，宣传人员可以联系各种媒体平台的热门人物，合作宣传遗体捐献事业及具体渠道，发挥知名人士的引领带动作用，使遗体捐献事业在各种媒体平台上有话题、有讨论、有参与，使其融入人们的日常生活之中。另外，还可以拍摄相关题材的电影、电视剧、纪录片，提高人们对遗体捐献的接受程度，增加人们对遗体捐献的了解程度。

这些事情都可以由专门的宣传人员去做，用合理的方式改变社会大众的态度，为遗体捐献志愿者助强力、为志愿者家属卸压力。

生命是唯一的。我们能做到的只有不放弃生命，并让自己的生命充实圆满。志愿者在生命终结的最后一刻，用自己宝贵的生命做了伟大的交换。他们真正参悟了人生的秘密，去做那暗夜雾霭中明灭的萤火，成为点亮生命的火种。

自始至终，敬意应存于我们每一个人的心中。由此出发，我们不忘初心与使命，尽最大的能力为志愿者营造温暖的氛围。或许是一个肯定的眼神，或许是一个包容的拥抱，温暖会从我们的手中蔓延至志愿者的心中，结出饱满的果实。美味的汁水从捐献者的名字中淌出，灌注新的生命。晶莹可爱的露珠会与受到浇灌的人们一同迎接生命中每一个明亮又温暖的太阳。太阳柔和的光芒从无尘的天空中顺着枝叶照亮每一个在捐献事业之中长青的生命。

医学并不似我们想象中那样冰冷无情，反而是充满温暖的。医生们尽力拯救每一位病患，是无比温暖而伟大的。对于遗体捐献者，医学工作者更是尽其所能，以最大的善意与关怀去对待他们。我们庆幸，医学技术日渐发达，我们能够通过遗体捐献这样的方式给更多的人带去希望；同时我们相信，遗体捐献事业中人文关怀的美好会被不断扩大、也会不断传递，本着最初的人本精神，传递最纯粹的善意。医学的温度由我们每一颗温暖跳动的心脏共同创造，只要真正地热爱这项事业、真正地感恩遗体捐献者们，我们在医学上的人文关怀就一定能做得越来越细致，吸引更多的人共同参与、共同将世界点燃成温暖的模样。

第二节　对捐献事业未来的展望

1. 捐献事业的意义

在纷繁的世事中，生命的起承转合如同一场梦境。然而，当人们离去之时，身体虽然残留，却已成为一具冰冷的躯壳。若能将这具躯壳奉献于他人，为更多人的健康传递一缕新生的光芒，那么生命的价值在潜移默化的延续中就能得以体现。这种价值的深远意义不可计量，鲜有言语能够形容。相比之下，仅有的躯壳，在这般伟大的奉献面前，犹如一片残垣断壁，黯然失色。

从古至今，人们一直在探索生命的意义及如何延续生命，对于生命的思考始终贯穿着人类文明的发展历程，这不仅是因为生命是我们最宝贵的财富，更是因为我们希望通过生命找到自己存在的意义和价值。

随着现代科技和文明的不断发展，人们对于身后事和生命的认识越来越深刻。现代医学为我们带来了许多新的可能

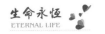

性，例如器官移植、细胞治疗、人造器官及基因编辑等技术，使我们可以改善健康状况甚至延续生命。在这种情况下，捐献成为一种非常有意义且可行的方式，通过将部分或全部遗体用于医学教学和科学研究，不仅能为未来的医疗技术发展提供帮助，而且能实现另类的"不朽"。布琳·布朗曾经说过："只有当我们勇敢地探索黑暗时，我们才会发现光明的无限力量。"死亡无疑令人恐惧和不安，然而捐献却能让我们以一种积极且有意义的方式面对死亡。将肉身奉献于他人，不仅能为世界带来新的生命和希望，也能使我们对于死亡和生命有更为深刻的领悟和认识。捐献为科学和医学发展作出了贡献，让我们思考人类生命的意义及社会伦理责任的重大含义。

2. 遗体捐献事业现状

受中国传统"孝"文化影响，我国遗体捐献事业的发展首先面临的就是伦理问题。因为它需要从死者身上获取器官和组织，涉及死亡及人体处理等争议问题，有人会觉得捐献遗体就是在"物化"生命且有利用身体之嫌，产生敏感情绪，拒绝捐献。新闻媒体报道过捐献遗体被侮辱的事情，也能证实捐献者权益保护面临重大挑战。在部分文化和宗教背景下，遗体捐献这一理念也会受到抵触和排斥，如天主教徒相信来世就不易同意捐献。

此外，国家尚未完善相关法律法规，无遗体器官捐献法律执行专门部门，监管机制不足，存在捐献过程、捐献受益者、捐献链路信息无公示等问题。虽然需要捐献者和家属同意进行捐献，但在特殊情况（如死后）难以确保其权益。低收入者和贫困病人容易成为无良机构或医生的目标，面临欺诈和骗财风险。

① 张翰林,唐珂韵,胡心至,等.风雨兼程20载：北京志愿遗体捐献总结与展望[J].基础医学与临床,2021,41(1):125-129.

在新时期,遗体捐献在医学教研、临床医疗、医学人文等方面起着重要作用[①]。如遗体捐献可以确保解剖学实验教学的正常开展,揭示人体各个器官和组织在位置、形态、结构等方面的病理变化,为医学科学研究提供基础数据,加强医学生和临床医生的基础医学理论知识,提高临床医生的诊疗技能,探索切实有效的治疗方法,最终实现基础和临床之间的良性互动。

按照国际标准,4名医学生应当配一具遗体进行解剖学学习,但国内医学院普遍存在十几名医学生使用一具遗体的情况,遗体资源远远不够。全国各地相关机构不断探索、相互交流、相互借鉴,建立多方位的纪念方式,缅怀遗体捐献者。这对改变传统思想、提高社会认同度,提升医学生人文素质,使大众对遗体捐献产生更为积极的态度,都有着极其重要和深远的意义。

3. 器官捐献事业相关案例

研究和分析成功案例,可以帮助我们了解其他国家的捐献事业运作模式、制度建设及宣传推广策略等方面的经验和教训,从而更好地借鉴、学习和吸收有益的经验,进一步提升中国遗体捐献事业的水平和质量。

案例1 美国遗体器官捐献

② 吴丁薇.遗体捐献立法研究[D].合肥:安徽大学,2015.

1968年,美国由统一州法律委员会全国大会制定了《统一尸体提供法》。该法案认可了个人在死后捐献器官的权利,并将遗体所有权分配给死者本人。个人可以通过遗嘱或签署器官捐献卡等方式表达意愿。在各州使用过程中,捐献卡可以在办理驾照时填写,且各州遵守死者个人同意优先原则,建立捐献者名单并按照捐献者的意愿执行捐献行为[②]。

该法案还规定，当一个人生前已经签署了合法有效的遗嘱或器官捐献卡时，医疗机构摘取其器官前无须获得家属同意；但如果死者生前没有明确表示捐献或反对捐献，那么只有家属才能作出决定。此外，该法案规定医院需要询问每位患者是否愿意成为器官捐献者或是否已经签署了相关卡片；而警察、消防员和医务人员则有义务合理搜索受害者的器官捐献卡。

美国政府负责定期检查和授权合格的捐献中心、医院和移植中心，并进行监督报告。所有活动都严格使用电脑登记系统，以确保数据准确性。美国的所有遗体和器官捐献工作由器官获取组织（OPO）完成，这些器官获取组织均由美国卫生福利部指定。美国卫生与公共服务部负责监督管理，包括确定已故捐献者、对器官进行评估和恢复、协调多个移植中心对器官的使用，在全国器官获取与移植网络中发挥作用。OPO 的管理具有清晰的分工体系。器官移植涉及的步骤复杂，需要捐献者医院、移植中心和 OPO 默契配合与对接。各个部门虽然需要紧密对接，但是也有清晰的分工和各自具体的绩效指标，确保过程中的每个步骤都有具体的负责方，减少体系的冗余性。且这些指标公开透明，可轻易从相关网页中搜索到，这也帮助捐献者家庭或器官接受者家庭可以有效准确地反馈问题①。

案例2　西班牙遗体器官捐献

西班牙是全球遗体器官捐献率最高的国家之一，其成功的器官移植体系得益于政府部门的高度重视和长期努力。从1994年开始，西班牙每百万人中遗体器官捐献者数量持续处于世界各国之首，并且也是目前唯一一个等待器官移植患者人数在过去十年持续减少的国家②。

① 范奕雯,封晓如,赵婕,等.美国人体器官获取组织管理体系解析 [J]. 中国医院院长,2022,18(20):22-25.

② 张然,西班牙模式对我国器官捐献与移植体系的启示 [D]. 北京:清华大学,2014.

1979 年 10 月 27 日，西班牙议会通过并发布了《器官获取与移植法》，制定了较为激进的默认参加、选择退出的遗体器官捐献制度，除非明确表示反对意见，否则默认所有西班牙公民同意捐献。1989 年，西班牙成立了国家器官移植中心，作为全国性统筹机构，旨在提高遗体器官捐献率。该中心负责建立全国器官捐献系统，识别可能适合捐献器官者，并提供培训课程以便相关工作者熟悉器官捐献的各个环节。此外，该中心还增加了器官移植统筹员的数量，以确保每所医院都有驻院的统筹员。这些政策的实施使得西班牙的遗体器官捐献率逐年上升。此外西班牙还配套了相关教育、宣传、动员等柔性机制，采取多种形式进行宣传和教育工作，通过宣传着力打造积极支持移植事业的社会氛围、运用海报等媒介向公众普及器官捐献知识，同时为医生和护士提供相关的培训和教育。

除了西班牙的成功经验，其他国家也在遗体捐献方面作出了积极的努力。例如，新加坡推广遗体和器官捐献事业的核心战略是倡导"六个利益"，即患者的收益、家庭成员的收益、延续患者和家族的慈善行为、提高医疗服务质量、推进医学科技创新和社会公益事业。

葡萄牙 1993 年建立了统一的器官和组织移植委员会，成为目前欧洲最严格的强制器官捐献的国家之一。2012 年，葡萄牙通过了新的法律规定，赋予捐献者更多的权利和保护措施，明确规定器官和组织移植必须依据同意书进行，并设置了就医等群众服务点以协助分发捐献卡等富有特色的政策体系。

4. 对捐献事业未来的展望

捐献可以让死亡变得有意义，它不仅给需要帮助的人带

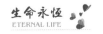

来新生，也让逝去的人内心得到释怀和安宁。捐献让生命不仅仅停留在个人身上，而是帮助他人获得新生或是为科研作出贡献。然而，要让更多的人愿意参与到这一事情中来，需要采取相应的措施。

要解决捐献问题，需要从法律保障、监督管理、技术创新、宣传教育等多个方面入手。首先，应当建立完善的法律框架。法律规定应该明确、具体，对捐献的程序、捐助者的权利和义务等方面作出规定。同时，监督管理也必不可少。政府应建立专门机构，严格监管遗体捐献的整个过程，确保程序合法、公正、公开，并保障捐助者和受助者的权益。其次，积极推动捐献领域技术创新。医学技术的不断创新可以提高遗体的有效使用率，方便医学生和科研工作者学习研究。同时，宣传教育也非常重要。宣传教育可以提高公众对遗体捐献的认知和理解，消除对捐献的误解和恐惧，增强公众对遗体捐献事业的信心和支持，鼓励更多的人参与到这一事业中来。

法律是捐献事业可持续发展的根本保障，对于捐献行为的合法性、安全性和规范性有着重要的意义

• 我国捐献法律保障的现状

目前我国并没有形成统一的捐献专项法律法规。在国家层面，2007年5月1日《人体器官移植条例》正式施行。该条例将遗体器官捐献和移植纳入法治化的范畴，迈出了我国有关遗体捐献法律规制的关键一步。从2015年起，为推动法治建设，我国采取将遗体器官捐献代替死囚器官作为移植供体来源，并将其规定为器官移植使用的唯一渠道。2021年颁布的《民法典》对器官捐献知情同意进一步界定，严令禁止器官买卖。2023年6月，《国务院2023年度立法工作计划》发布，提出2023年将审议《人体器官移植条例》修订草案，新

心向阳光　一路芬芳

修订条例拟更名为《人体器官捐献与移植条例》。

地方层面上，我国一些地方的捐献立法走在前列。上海遗体捐献工作始于 1982 年，2001 年 3 月 1 日《上海市遗体捐献条例》正式施行，一定程度上建立和完善了人体捐献器官获取与分配体系，为其他省市提供了参考。一些遗体捐献工作开展较全面的省市，也制定了有关遗体捐献的地方性法规条例或暂行办法，取得了良好的社会效果。如《广州市志愿捐献遗体管理暂行办法》《云南省遗体捐献管理办法（试行）》等。

• 我国捐献相关法律保障存在的问题

①捐献立法条例不统一。虽然国务院颁布实施的《人体器官移植条例》是最高效力、内容较为完备的规范，但它存在一些问题，如对人体器官的定义不太一致，不利于规范和打击器官移植犯罪等。同时，该条例没有清晰地区分遗体捐献和器官捐献活动，导致捐献遗体同时需要适用两个不同的法律法规。

由于没有制定统一的遗体捐献法律规范，各地区根据本地遗体捐献工作开展需要选择了不同的立法方式。目前出现了三种不同的立法条例：一是单独制定遗体捐献条例，二是遗体与角膜捐献统一立法，三是遗体和器官统一立法。此外，不同地区和机构制定的有关遗体捐献的规范性文件，其法律效力等级和位阶上不统一，这在实际适用过程中出现了相互不一致的状况。这种情况在一定程度上限制了我国遗体捐献工作的开展。针对当前遗体捐献立法条例不统一的问题，我们应该加强监管，推动完善相关法律规范，使其显然、明确，同时也便于公众理解和遵守。

②现有立法的可操作性较差。目前我国在立法上并没有直接规定死者自然人生前口头或书面表示捐献遗体，但其近亲属不同意的情况应如何处置。各地区的遗体捐献法律规范

也未对这一问题作出明确的细分和规定。

近亲属配合程度是影响遗体捐献最终实现的重要因素之一。由于受到传统文化的影响，大多数中国人仍然倾向于"完肤厚葬"的丧葬形式。有时尽管死者表达了捐献遗体的愿望，但是许多亲属或子女担心会被视为不孝、不道德，往往不愿意遵从死者的遗愿。此外，要想取得全体近亲属的一致同意是非常困难的，若其近亲属不具有完全民事行为能力，则无法实现遗体捐献。

在法律方面，各地区遗体捐献条例尽管对近亲属的决定作出了规定，但在具体要求方面并未进行细分和明确。例如，《上海市遗体捐献条例》虽然规定了近亲属决定捐献遗体的主体范围，但是否需要近亲属全体一致同意或是部分同意，仅以"近亲属决定"一词泛指，并未对具体实行方式作出规定。而《江西省遗体捐献条例》规定必须是有完全民事行为能力的近亲属的共同同意。

③医疗机构义务规范的缺乏。目前，立法规范并未明确包括遗体接收单位、遗体捐献的办理条件、自然人申请登记、遗嘱公证、法律文件签署、遗体合理安排等程序性事项的规定。此外，医院对遗体捐献的操作规范也缺乏明确规定和公示，导致有捐献意愿的人无法依据规程行事，并且部分医疗机构的办理手续复杂，使一部分有捐献意愿的人最终选择放弃。

现有法规对遗体捐献中涉及的问题进行界定不够明确，例如在接收站工作人员职责、遗体保存与利用、权利义务和个人权益保护等方面都没有系统的规范。我国遗体捐献政策法规的滞后，制约了遗体捐献意愿的落实。遗体捐献工作应该体现人文关怀，在遗体处理方式和捐献过程中应合理考虑家属的感受。

• 对我国遗体捐献法律保障方面的建议

此外，接受遗体捐献机构的合法资格存在判断困难，在处理事件过程中可能出现阻挠等现象，无法保证遗体捐献行为的合法性和安全性。

与遗体捐献事业发展得较成功的国家相比，我国在遗体捐献的法律保障建设上还存在一定差距，需要采取措施加以改进和完善。因此，需要制定完备的法律，保障遗体捐献的有序进行和捐献者的权益，促进遗体捐献立法的全面推进。

①制定统一的遗体捐献立法，提升遗体捐献法的等级。遗体和器官捐献的立法模式主要包括统一立法模式和单独分散立法模式两种。美国是以统一立法模式为代表的国家，采用《统一组织捐献法》制定了统一的遗体、器官捐献移植法律，并囊括了各种脏器、角膜及骨髓等器官的捐献或遗体捐献，具有条理性和逻辑性。而有些国家（如日本），根据人体器官类目的不同，采取单独分散立法模式制定有关的人体器官捐献方面的法律。

国际上普遍倡导建立统一的遗体捐献立法机制，因为遗体器官、角膜、组织等捐献之间密不可分。目前，我国已经陆续推行相关立法规范，但仍缺乏全国性的统一立法模式。

为了加强对遗体捐献的调整和管理，有必要加强全国性立法和规定，并在一部统一的遗体捐献法律中将人体器官、人体细胞和人体组织等都囊括其中。这样可以保证立法的条理性和逻辑性，便于使用；也可以实现对遗体资源的高效管理和合理配置。此外，在保证资源合理流通的同时，也要考虑家属情感因素和捐献者个人权益的保护。我们必须避免法律法规之间出现的漏洞和冲突，以维护人道关怀。

②坚持自我决定权近亲属决定权效力等同，与法定继承人顺位优先原则。遗体捐献是一项利他行为，在存在冲突的

情况下，我们应该全面考虑死者本人和其家属的意愿和心理感受，以及处理结果所产生的社会效果。既要充分认可自我决定权，也要推崇传统的孝道思想，并保护死者对于遗体的处置意图。如果自然人生前表示捐献遗体，但其死后近亲属不同意捐献，则不能违背近亲属对亲人遗体的占有权，应该尊重家属的感情，不得强行处理。因此，目前现行的法律条例实质上采取了自我决定权和近亲属决定权的等同观点。例如，《上海市遗体捐献条例》和《云南省遗体捐献管理办法（试行）》都规定遗体捐献具体由执行人完成，并要求遗体接收站应充分尊重家属意见，家属和捐献者均同意方可进行遗体接收。在实践中，国内大多数遗体接收机构采取的是"近亲属与死者共同表示同意"的方式，如果近亲属拒绝捐献，接收机构只会通过教育鼓励、耐心劝说等途径，而不会强制对遗体进行处置。综上所述，我们应当秉持"以人为本"的原则，在遗体捐献过程中确保充分尊重自我决定权和近亲属决定权，并遵循既定规定依法执行。

在近亲属中，强调第一顺序继承人的决策权是最高的。其次是第二顺序继承人等，反对的情况下采用"一票否决制"。

为了兼顾到自我决定权和近亲属决定权之间的平衡，在遗体捐献的管理中，应考虑以下方面。

保护自我决定权，任何一个具备完全民事行为能力且没有恶意的成年人都应该能够选择将其遗体作为捐献品或是用作其他目的。相关的法规和规章制度应给予法律保护和支持，以便为法律外的设施提供基本的规格和标准。因此，对于某些地区如何持续增加遗体捐献、宣传、讲述、教育至关重要。

尊重近亲属决定权，为了避免对近亲属感情造成伤害，特别是在他们没有预先知情或没有做好心理准备的情况下应该保证尊重其意见，并通过良好的沟通来达成共识。在捐献者生前签同意书时，要主动告知捐献者注重近亲属的情感需求，与其沟通，并说明行使自我决定权的合理性和必要性，尽量让捐献者的捐献决定是在得到家人的支持和理解下作出的。

③加强医疗机构义务规范，保护捐献者的人格尊严。遗体捐献是一种高度社会责任感和人文情怀相结合的行为，它需要医疗机构的全面支持和保障。在遗体捐献的过程中，医疗机构作为接受主体，要尽职尽责，充分履行自己的义务和社会责任，不仅要充分保障捐献者的知情权和人格尊严，也要恰当处理遗体，最大限度地尊重捐献者及其近亲属的正当权益。

告知捐献者相关捐献信息是非常重要的，因为每个具备完全民事行为能力且没有恶意的成年人都应该能够自我决定遗体是否捐献。医疗机构及其医务人员有主动告知义务，应积极解答捐献者关心的问题，包括遗体捐献的风险、用途、种类和捐献者的权利义务等必要信息。

医疗机构在保证实现捐献目的的同时，应充分体现人文关怀和对遗体的最大尊重。医疗机构和医务人员在处理遗体的过程中应保持科学谨慎的态度，确保捐献的目的能够如愿实现，同时妥善地做好遗体的善后工作。

医疗机构还应尊重捐献者隐私和人格尊严，对捐献者的个人信息及遗体使用细节坚决不公开，避免捐献者及其家属的捐献行为受人非议。

推动遗体捐献接受程序化管理，建立健全的遗体捐献监督管理机制

我国遗体捐献实行自愿无偿原则，如有遗体捐献意向者，可前往遗体登记接收站或联系省（市）红十字会办理登记。

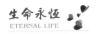

申请登记表一式三份，由登记接收站、遗体捐献者和委托执行人保管。登记表填写完成后，需到公证处进行公证，并由接收站颁发"志愿捐献遗体纪念证"。

家属或执行人需在医院出具死亡证明并持身份证件及近亲属同意的证明，办理登记手续。准备一张捐献人的一寸照片，并通知接收站工作人员。接收站与执行人和家属协商接收遗体时间，并尽快派车前往接收遗体。交接好遗体和登记表后，接收站会交给亲属带编号的证书、纪念奖杯和集体公墓路线图，让他们可以在特殊节日或其他纪念日，前往公墓祭扫。当遗体被送达学校时，技术人员会对其进行灌注和防腐处理，放入标本池里保存半年以上时间，才能用于教学。

对于没有提前登记遗体捐献手续的死者，家属或执行人可以凭死亡证明和同意证明办理登记手续。接收站会协商中转时间并派车取回遗体。当遗体送到学校后，技术人员同样会进行灌注和防腐处理，放入标本池保存。需要注意的是，生前已声明不捐献遗体的人例外。此外，为了确保遗体捐献程序的公开透明、公正公平，所有登记信息都需在相关管理机构方面备案。

根据以上流程，可将遗体接受工作划分为来访接待、遗体接受、遗体告别、遗体处置、骨灰的保存与领取、工作回访6个模块。

遗体接收站工作人员在来访者到来、办理事宜、离开的全程都应该做到态度诚恳、礼貌得当，积极主动回答来访者问题。对相关问题的回答和解释，必须符合已有法律法规和政策要求。资料登记、领取物品需签字存档，实行个人责任负责制。

遗体接受站接到遗体捐献信息时，首先要问清捐献者姓名、地点等重要内容并与家属协商接受时间，准备接受资料、

心向阳光　一路芬芳

第章

物品并反复检查有无遗漏，然后派车按约定时间准时到达，办理遗体接受手续。接受过程中要庄严肃穆，符合殡仪礼仪规范，表达对遗体捐献者的哀悼和对家属的感谢。

为了确保遗体告别仪式的有序进行并避免出现问题，接受站需要制定详细的工作流程。首先需要协商好告别仪式的具体安排，包括时间、代办事项、特殊要求等方面。其次是进行遗体准备工作，在这个过程中需要根据季节和环境温度，制定解冻时间，并对遗体进行洁净、美容、穿衣、化妆等处理。同时还需要进行告别厅的准备，包括清洁卫生和消毒、遗体的安放及告别用品的布置等。最后是遗体告别仪式的进行，再次确认步骤和计划，并按照协商好的安排进行遗体告别。通过规范化管理整个流程，可以避免因个人操作失误而导致的差错和纠纷，从而确保遗体告别仪式的正常进行。

根据遗体的不同用途，需要采取相应的规范处置方式。如果是作为教学用途，就要立刻进行防腐固定处理；如果是用于科研，就要在科研人员的指导下进行处理。对于所有接收到的遗体，都必须实行统一编号登记制度。对于保留下来的骨灰或遗体，也必须系着编号牌放在统一的池内保存，以免出错。

在从殡仪馆领回骨灰后，应立即将其存放于专用柜内，并进行编号和登记，同时记录存放时间和保管人的信息。保管人还需要定期检查骨灰的状态，确保骨灰袋没有发生霉变等情况。领取骨灰时，工作人员应使用托盘取出骨灰，并在骨灰领取者面前把骨灰置于骨灰坛内并进行包装，动作要轻柔严谨。最后，由骨灰领取者签名确认。在整个工作过程中，必须表达对遗体捐献者的尊重和感谢，同时工作程序也必须符合殡仪礼节。

对工作进行回访和信息收集。管理者需要参与到工作中

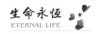

来，及时了解工作进展情况。还需要与家属交谈，听取工作人员的汇报，以便及时解决遇到的问题。同时，也可以组织专门人员进行电话回访，收集各方面的信息，以便针对问题进行改进。还应每年对工作进行总结，并根据需要对工作程序进行优化。

此外，由于缺少关于遗体捐献和接受管理的一致规范法规及接受单位的资质标准，地方性法规也只能对当地的遗体捐献行为进行限制和规范。各地立法局限和政策上的差异导致支持政策不足、机构队伍薄弱、职责不明确、捐献流程不规范及社会大众对此的认同度不高等问题。

在处理遗体成为解剖学标本的过程中，需要进行接收、运输、储存、样本制作等特殊而专业的技术和程序。但是，大多数高校缺乏相应的处理能力，只能通过购买成品标本的方式来获取遗体。遗体标本的供需失衡，埋下非法买卖等违法风险隐患。一些恶性竞争现象甚至会引发高价购买遗体等问题，给社会带来巨大的危害及法律风险。

为推动我国遗体捐献事业的发展，建立健全遗体捐献监管和管理机制，可采取以下措施。

①加快遗体捐献合法化进程。除了出台全国性法律或条例，以规范和加强遗体捐献接受工作管理外，还需制定一系列补充规定，如《云南省遗体捐献管理办法（试行）》第十七、十八、十九条提出遗体捐献的激励措施，第二十二条对接受单位的资质条件作出明确规定。

②省级卫生健康行政主管部门应规范相关技术操作，制定遗体捐献管理监督制度，遏制和打击非法处理遗体等违法犯罪活动。鼓励任何组织或者个人，对非法处理遗体的行为向县级及以上卫生健康行政主管部门和其他相关部门举报，经查核实的，由市级以上卫生主管部门依职责按照有关规定

　心向阳光　一路芬芳　第章

给予相应处罚，构成犯罪的追究其刑事责任。

③明确有关部门职责和义务。除了卫生主管部门，公安、交通、民政、红十字会、医疗机构等都应承担有关职责。参与遗体捐献工作的单位和人员泄露捐献者个人信息和资料或者挪作他用的，牟取经济利益，或者发生其他玩忽职守、徇私舞弊、滥用职权给他人造成损害，尚不构成犯罪的，依法给予处分。构成犯罪的追究其刑事责任。同时，各部门应建立统一协调的保护机制，包括加强信息保护、保障个人隐私、确保个人安全等，以充分保障捐献者的权益和利益。

推进科技创新：加强对遗体捐献相关领域的科技创新和应用，推动医学和科学研究的发展

为了解决当前遗体捐献所面临的问题，科技创新方面应当加强对遗体捐献相关领域的科技创新和应用，如创新遗体保存和解剖技术，以减少遗体腐败和污染，保证遗体的完整性和品质，提高遗体使用率。

• 智能化管理

目前，遗体捐献的管理主要依靠人工操作，但这种方式存在许多问题，如工作效率低、数据不易管理等。因此，需要开发一些智能化管理系统，通过人工智能技术实现对遗体捐献的信息化管理，提高管理效率和数据管理的可靠性。如通过建设数字化信息系统，记录每一个遗体的基本信息，如身份证号码、年龄、性别、疾病史等。参考国外的实践，可以利用 RFID 芯片或二维码技术附着于尸体上，实现智能化追踪和管理。打造合理的数据权限结构，在不同层次设置不同级别的访问权限，确保个人隐私得到保护，同时也应该建立完善的监管机制。利用传感器技术和视频监控等高新科技来提高安全监测效率，同时也可以协助对器官、手术医疗设备等进行精准的检测和定位。

• 生物医学材料的研究与应用

以生物医学材料代替遗体作为医学院校日常学习的材料，如3D打印技术，可以制造出高度复杂的人体模型，用于手术前的仿真操作和手术模拟等方面，提高手术的成功率和准确性。目前，生物医学材料的造价昂贵，因此需要加强对这些生物医学材料的研究，并探索其更广泛的应用领域。

• 遗体防腐新技术新药剂的研发

随着科技的发展和尸体解剖学研究的深入，人们对遗体防腐提出更高要求。传统防腐技术采用5%甲醛和苯酚混悬液，具有血液凝固过快、残留血液混合产生灰斑；组织干燥脱水、毛细管收缩，影响防腐效果。医学界通过用甲醛的替代品或者降低甲醛的浓度制成毒性较低的防腐液，如低浓度甲醛的防腐液和1%甲醛、15%工业乙醇的遗体保存液。虽然降低了甲醛的浓度，但甲醛是一种有毒物质，为人体健康考虑应当尽量避免使用。因此，创新研发新型遗体防腐剂，延长捐献遗体的保存时间和保持遗体的新鲜程度，缓解尸源紧张是大势所趋。

异噻唑啉酮类衍生物杀菌剂和离子液体是目前研发出来并开始被广泛使用的新型防腐剂。异噻唑啉酮类衍生物杀菌剂，利用杂环上的活性部分与细菌体内蛋白质中的DNA的碱基反应形成氢基，破坏细胞的复制能力并杀灭细胞，对大肠杆菌等多种微生物的除灭效果好，具有高效杀菌、低毒、药效持续时间长、对环境安全等优点。离子液体是指由含氧杂环的有机阳离子和一种无机离子组成的盐，利用细胞组织中的DNA和RNA形成离子键，阻止细胞吸收水分，杀死细菌和真菌，具有能够完好保存组织结构和颜色的显著优点[①]。

• 窥镜内视技术的应用

遗体资源紧张导致许多经过防腐处理的尸体年限过久，

① 黄钻宜.遗体防腐新技术新药剂的发展与创新[J].科技风,2011(24):23.

遗体硬化、收缩、颜色也与原本大有不同，医学上解剖遗体手术操作难度大，无法达到跟新鲜遗体一样的教学效果。死亡5小时内，将捐献的遗体送入装备好窥镜和显示屏的实验室，用窥镜内视技术解剖遗体，可以做到只在腹部切一小口，不破坏尸体结构，将腹腔内明亮清晰影像投射在显示屏上观察学习，切口缝合后可正常防腐。这样既不影响医学生的解剖操作，又保存了遗体更多的使用价值，可以有效提高遗体使用效率。

•VR 虚拟遗体解剖技术

吉林省"医学影像虚拟解剖联合实验中心"是我国首个虚拟解剖的实验室。通过应用 CT 和核磁共振开展扫描、计算机技术的三维重建、计算机模拟等技术，对人体内部进行透视，可以制造出高度真实的遗体解剖模拟器，获取传统遗体解剖难以收集的数据，解决大量遗体解剖中的疑难杂症。

在遗体解剖课上，医学生由于缺乏经验，不可避免会破坏遗体，失去观察精妙人体结构的宝贵机会。使用 VR 虚拟遗体解剖技术可以帮助医学生全面了解人体内部结构之间的关系，让他们以 3D 立体形式更深入地理解和熟悉身体结构。这种技术能够为他们提供全方位的准备，让他们在进行真正的解剖前可以更好地学习和掌握相关知识，同时也有助于他们巩固和练习解剖后所学到的知识。医学生可以戴上 VR 头盔并手持控制装置，通过观察虚拟立体人体结构来进行学习。他们可以依次"剥开"每一层的皮肤，由肌肉层到最深的骨骼层逐步分层解剖。此外，医学生还可以将小型骨块组合成整个骨骼结构，并对其进行 360 度视角下的检查。通过虚拟界面仿真解剖，医学生不仅可以更好地理解各器官、血管和神经之间的相应关系，同时还可以对解剖学知识产生新的认知和领悟。

通过各种途径加强对遗体捐献的宣传与教育，通过各种活动、论坛等方式引导社会关注遗体捐献事业，提高公众对遗体捐献的参与意识和支持力度

中国对遗体捐献事业宣传教育工作投入了大量的精力和资源。近年来，各地政府采取了许多措施来开展遗体捐献的宣传和教育工作。政府出台相关政策规范和管理遗体捐献。例如，2023 年 1 月 18 日，云南省根据《中华人民共和国红十字会法》《人体器官移植条例》《云南省人体器官捐献条例》等法律、法规和有关政策规定，制定并发布了关于印发《云南省遗体捐献管理办法（试行）》的通知，用建立健全医疗机构的遗体捐献工作制度等措施来促进遗体捐献事业的发展。各地政府鼓励社会组织和志愿者开展遗体捐献宣传活动。例如，在一些城市，医疗机构、器官捐献组织和志愿者经常在公园、商场等人流密集的区域举行"器官捐献日"等系列活动，并赠发宣传资料，向公众普及遗体捐献知识。我们可以了解中国遗体捐献事业开展比较成功的省份——广东省。根据广东省红十字会数据，2022 年广东省完成遗体捐献 285 例，捐献数据连续 13 年位居全国首位。另据广州市红十字会统计，自 2000 年初《广州市志愿捐献遗体管理办法》实施至 2023 年 3 月底，广州已有 3334 人办理了遗体捐献登记手续，实现捐献 1365 例，居全省首位。这离不开广东省积极举办遗体捐献宣传活动，广东省多地举办"生命·遇见"遗体捐献缅怀纪念活动，仅广州市增城区一场就有 400 余人参加。

尽管中国在遗体捐献事业宣传教育工作上已经取得了显著的进展，但仍然存在一些不足之处。日常生活中，我们能感受到遗体捐献事业宣传力度不够，存在宣传不畅、渠道信息不明确等问题。有些人需要耗费时间来了解捐献渠道，通

心向阳光　一路芬芳

过询问基层医院的医生探听捐献流程信息；还有些人因为找不到可靠的机构和联系方式或觉得在大学寻求帮助很麻烦最终可能放弃了捐献计划。以下问题都是需要我们进一步加以改进的。

宣传手段还比较单一。目前，许多地区的宣传手段仍然以线下为主，如组织专项宣传、义诊活动等，这虽然能够向公众直接发出呼吁，但效果受到了人力、物资等因素的限制。同时，对于年轻一代而言，大量的信息获取和交流场景发生在线上，因此，利用科技手段开展线上宣传也需要进一步拓展以切实提高覆盖面。

缺乏系统化的普及计划。目前，有关遗体捐献宣传教育工作大多是志愿者或相关机构自发组织的活动，缺乏统一的规划和统筹安排。因此，宣传内容、效果评估等方面往往难以形成标准，无法达到持续推广和加强跟踪的效果。

社会认同度不高。在中国，遗体捐献仍然是一项相对陌生的行为，部分公众缺乏对遗体捐献的全面认知，社会各界对遗体捐献事业的理解和认同度还需进一步提升。

为了加强公众对遗体捐献的认知和理解度，有关部门应定期组织志愿者或专业机构开展宣传活动，使用多种方式介绍遗体捐献的重要性和意义。如建立遗体捐献纪念碑和纪念馆，开通纪念网站，举办演讲、座谈会、公益活动等。这些宣传活动可以在社区、学校、工厂等场所设立宣传点，通过社交媒体平台发布相关信息，以吸引更多的公众参与。

为了方便有意愿者了解相关信息及操作流程，可以建立遗体捐献网站，为公众提供在线咨询、预约等服务，以增强公众参与遗体捐献的意愿和行动。此外，可以制定相应奖励机制，例如为完成遗体捐献登记的人员发放纪念品，或为遗体捐献家属提供适当的经济补偿等，以此鼓励更多人参与到遗体捐献行动中来。

同时，医疗机构和医生也应该在诊疗过程中告知患者及家属有关遗体捐献的方案和流程，提高他们的认知度和接受度。还可创建"生命意义展室"、开设"大体模拟手术学"等网络课程①，向公众普及相关知识，让社会公众了解捐献的遗体对教学科研的作用，引导社会公众关注遗体捐献事业。还可开展"科学与人文的融通及互动"等主题学术研讨会，通过微博、微信、抖音等平台开设专题页面或群组，邀请专家学者等行业内人士为公众解读相关数据和知识，从而提高公众的认知度和支持度。

此外，针对特定人群的宣传工作也需要加强，如加强在高校及中小学的宣传教育工作。推动全国高校设立遗体器官捐献志愿者协会，通过组织开展多种形式的活动，提高大学生的参与意识和支持度。将遗体捐献纳入义务教育课程体系，开展校园宣传教育，提高青少年对遗体捐献的认知度和支持度。通过厚积薄发，激发每个人的参与热情，助力推动中国遗体捐献事业取得更好的发展。

① 张翰林,王乃利,张迪,等.中国遗体捐献的过去、现在与未来[J].基础医学与临床,2021,41(9).

阅读型参考文献

[1] 张红兵，赵峰.论遗体捐献的法律问题[J].重庆大学学报（社会科学版）,2004,10(3):120-123.

[2] 孙婧.如何从细节中抓取重大报道线索：以遗体器官捐献两年追踪报道为例[J].新闻知识,2018(6):81-82.

[3] 王乃利,穆瑞民,张迪,等.做好遗体捐献,促进解剖教学改革[J].基础医学与临床,2016,36(3):415-418.

[4] 郭玉宇.我国遗体捐献困局与传统身体文化关系的伦理

探析 [J]. 医学与哲学 ,2016,37(9):24−27.

[5] 詹东 , 王金德 , 李雪涛 , 等 . 遗体捐献的现实意义和人文反思 [J]. 医学与哲学 ,2011,32(5):54−55.

[6] 朱应平 . 遗体捐献立法中的几个问题 [J]. 法律与医学杂志 ,2001,8(2):66−68.

[7] 王明丽 . 遗体捐献的影响因素及对策 [J]. 吉林医药学院学报 ,2019,40(2):117−119.

[8] 肖文剑 . 浅淡公开追思"无语良师"仪式对解剖学教育的影响 [J]. 继续医学教育 ,2018,32(12):88−89.

[9] 杨颖 , 黄海 , 邱鸿钟 . 我国公民逝世后器官捐献意愿调查及影响因素研究 [J]. 中国医院 ,2014(3):18−19.

[10] 赵健 , 吴锋 , 李强 , 等 . 浅谈遗体捐献在医学教育中的重要性 [J]. 医学理论与实践 ,2017,30(12):1753−1755.

第四章

医者仁心　大爱传递

CHAPTER FOUR

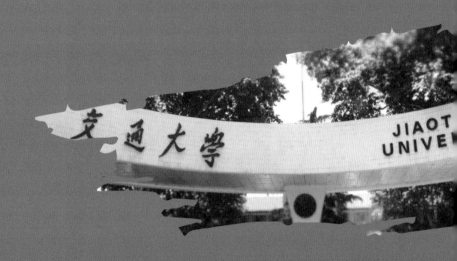

第一节　西安交通大学医学部概况

　　西安交通大学是我国最早兴办、享誉海内外的著名高等学府，是国家教育部直属重点大学。

　　其前身是 1896 年创建于上海的南洋公学，1921 年改称交通大学，1956 年国务院决定交通大学内迁西安，为交通大学西安部分，1959 年定名为西安交通大学。

　　2000 年，国务院决定将西安交通大学、西安医科大学、陕西财经学院三校合并，组成新的西安交通大学。西安交通大学是国家"211 工程"和"985 工程"首批重点建设高校。2017 年入选国家"双一流"建设名单 A 类建设高校，8 个学科入选一流建设学科。西安交通大学是一所涵盖理、工、医、经、管、文、法、哲、教、艺等多个学科门类的综合性研究型大学，医学教育是其重要组成部分。

　　西安交通大学医学部前身是国立北京医学专门学校，成立于 1912 年 10 月 26 日，是中国政府创办的第一所国立西医学校。1928 年更名为北平大学医学院。

西安交通大学

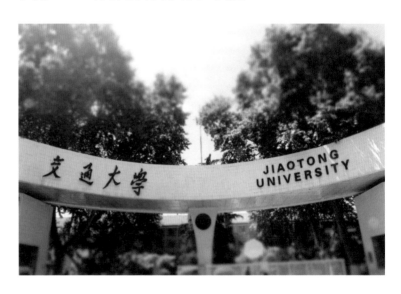

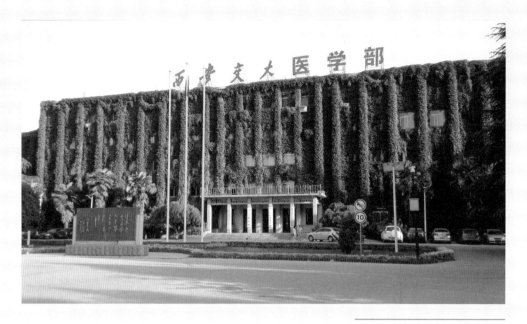

西安交通大学雁塔校区医学部

1937年，为反抗日本侵略，师生西迁陕西，组建西安临时大学医学院，开创西北高等医学教育先河。后几经易名，1950年改称为西北医学院，1956年改称西安医学院，1985年更名为西安医科大学。

2000年4月西安医科大学与西安交通大学、陕西财经学院三校合并，更名为西安交通大学医学院，2012年6月组建西安交通大学医学部。医学部拥有基础医学院、第一临床医学院（第一附属医院）、第二临床医学院（第二附属医院）、口腔医学院（附属口腔医院）、公共卫生学院、药学院、法医学院、护理学系8

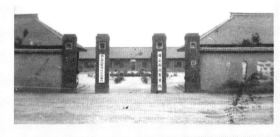

西北医学院旧址

西安医学院旧址

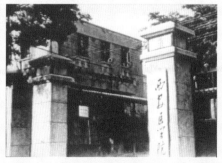

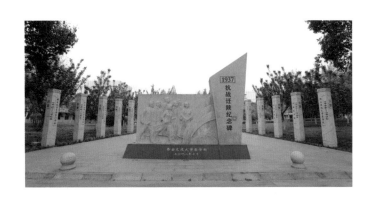

西安交通大学雁塔校区内——抗战迁陕纪念碑

个教学实体单位；设立转化医学研究院、Med-X 研究院、药物科学与技术研究院、生物证据研究院、全球健康研究院、精准医疗研究院 6 个研究院；建有实验动物中心、生物医学实验研究中心等教学科研机构。

医学部现有生物学、基础医学、临床医学、公共卫生与预防医学、药学、口腔、护理学 7 个一级学科博士学位授权点，3 个博士专业学位授权点；8 个一级学科硕士学位授权点，6 个硕士专业学位授权点；6 个一级学科博士后科研流动站；4 个国家重点学科（生理学、法医学、泌尿外科和皮肤病与性

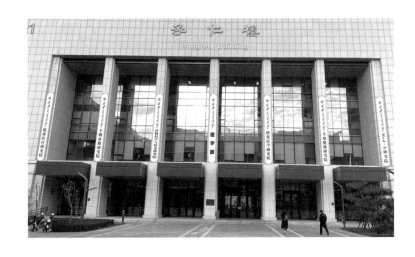

西安交通大学医学部中国西部科技创新港校区新址

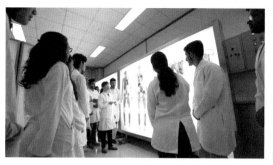

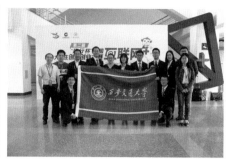

西安交通大学医学部教师为留学生讲授医学课程

全国互联网＋大学生创新创业大赛中西安交通大学医学部学生取得优异名次

病学），25 个国家临床重点专科，2 个国家级疑难病症诊治能力提升工程项目（呼吸系统疾病和心脑血管疾病），12 个省级重点学科，12 个省级优势学科。

医学部拥有 13 门国家级一流本科课程，53 门国家、省、校级"精品课程"，3 门国家级和省级双语示范课程，5 个国家和省级优秀教学团队。临床医学、药理与毒理学、生物与生物化学、神经科学与行为学、分子生物学与遗传学、免疫学 6 个学科进入 ESI 全球前 1% 行列。

医学部师资力量雄厚，现有教职工 9842 余名，其中具有高级专业技术职称者 1877 人。师资队伍中有双聘院士 8 名，国家级人才 30 名，教育部创新团队 2 个，国家"百千万工程"人才 4 名，全国优秀教师 4 名，国家教学指导委员会副主任委员及委员 15 名，国家、省部级有突出贡献专家 22 名，省级教学名师 8 名，享受国务院政府特殊津贴专家 221 名。

医学部开设有临床医学（五年制、5+3 一体化、侯宗濂医学实验班及留学生）、口腔医学（五年制、留学生）、预防医学（五年制）、法医学（五年制）、基础医学（五年制）、护理学、药学、制药工程、临床药学 9 个专业，临床医学专

医者仁心　大爱传递

第四章

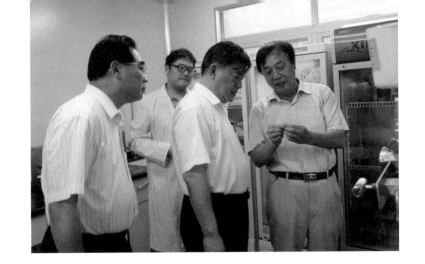

原国家卫生部部长陈竺赴西安交通大学医学部视察工作

业获批首批国家级一流专业建设点，口腔医学、法医学、护理学专业获批首批省级一流专业建设点。目前医学部在校学生总数 7542 名，其中本科生 3519 名，留学生 1087 名，博士生 972 名，硕士生 1964 名。

2008 年医学部开启以"岗位胜任力为核心"的临床医学专业教学改革，大力推进基于器官－系统的课程整合与基于问题导向的教学；与人民卫生出版社共同规划了首轮国家卫生健康委员会"十二五"临床医学专业器官系统整合系列教材（28 本）。2015 年西安交通大学、人民卫生出版社、国家

西安交通大学医学部的毕业生们

西安交通大学医学部的莘莘学子

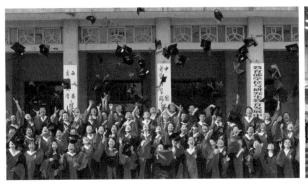

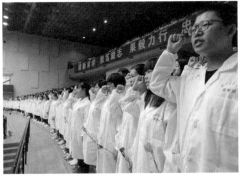

医学考试中心共同发起成立了中国医学整合课程联盟。与兄弟院校共同发起成立了"西北医学教育联盟""西部医学教育联盟""陕西省高等教育学会医学教育专业委员会"，促进西部地区医学教育和卫生事业的健康发展。

医学部重视科学研究工作，长期以来，聚焦环境相关疾病防诊治研究，学术氛围浓郁，研究平台先进。拥有环境与疾病相关基因教育部重点实验室，天然血管药物筛选与分析、生物诊断与治疗、精准外科与再生医学 3 个国家与地方联合工程中心，国家生物安全证据基地，9 个省部级重点实验室。近年来承担国家、省部级基金项目 2000 多项，承担重大重点项目 40 余项。

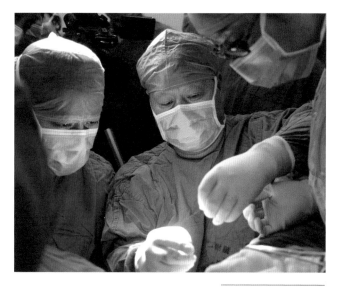

医生开展高质量手术

先后同美国、英国、澳大利亚、瑞典、日本等多个国家和地区的医学院校和卫生机构建立了长期的合作关系。成立了丝绸之路大学联盟健康子联盟，辐射"一带一路"沿线国家和地区。今天的医学部紧紧依托综合性大学办学资源和理

医者仁心　大爱传递

工优势，以"扎根西部、服务国家、区域引领、世界一流"为定位和目标，以"国家医学中心"和"中国西部科技创新港"建设为契机，为创建一流大学的医学学科而奋力前行。

基础医学院

西安交通大学基础医学院的学科形成于1937年，分别于1979年、1981年获国务院学位委员会首批硕士、博士学位授予权。

基础医学院现有教职员工226人，其中教育部新世纪人才4人，西安交通大学青年拔尖人才5人，享受国务院政府特殊津贴专家6人，陕西省教学名师4人；教授36人，副教授62人；博士生导师38人、硕士生导师86人。基础医学院下设7系，6个研究所／中心，生理学为国家重点学科。

基础医学院现拥有国家级和省级优秀教学团队4个（生理学、药理学、生物化学与分子生物学、微生物学与免疫学），国家级精品课程1门（生理学），国家双语示范课程1门（药理学），精品资源公开课1门（生理学）；省级精品课程12门。2013年获得国家级教学成果二等奖1项，陕西省教学成果二等奖1项；近五年培养博士生146人，硕士生170人，博士后百余人。

基础医学院紧跟国际前沿，结合国家重大卫生需求、地区发展与人类健康的需要，形成了相对稳定的专业学科与研究方向。近五年承担重大项目

基础医学院
科教楼

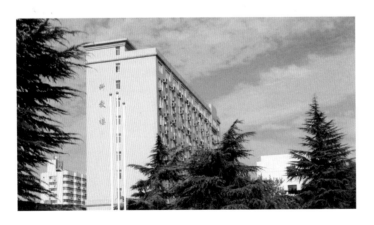

（973、863 及科技支撑计划）4 项，国家自然科学基金项目 118 项，发表 SCI 期刊源论文 595 篇。

在学校、医学部的大力支持下，基础医学院继续全面改善队伍结构，提高科研水平及人才培养质量，建设良好的文化氛围，强化社会服务职能，扩大国际合作与交流，使基础医学真正成为交大医学发展的基石，医学各项工作的支撑和医学科研创新的引擎。在"双一流"建设中，交大基础医学院力争成为西北领先、国内一流、世界有名的基础医学院。

公共卫生学院

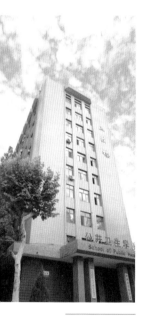

公共卫生学院

西安交通大学医学部公共卫生学院历史最早可追溯到 1949 年西北医学院成立的公共卫生学科。1986 年西安医科大学成立预防医学系，1997 年成立公共卫生学院。2000 年西安医科大学与西安交通大学、陕西财经学院三校合并，公共卫生学院为医学部下设的二级学院。

学院拥有公共卫生与预防医学一级学科博士、硕士学位授权点，一级学科博士后流动站、公共卫生专业硕士学位授权点。拥有国家卫健委微量元素与地方病研究重点实验室、陕西省营养与食品安全工程研究中心、陕西省丝路区域地方病与健康促进协同创新中心、中澳传染病联合研究中心、西安交大 – 伦敦大学学院分子医学与地方病联合研究中心等研究机构。下设流行病与卫生统计学系、劳动卫生与环境卫生学系、营养与食品安全系、儿少卫生与妇幼保健学系、卫生毒理与卫生检验系、地方病研究所、卫生改革与发展研究中心和实验教学中心。2016 年以来，学院支撑"中国西部科技创新港——智慧学镇"（新校区）全球健康研究院建设，下设系统科学与健康大数据研究所、慢性病预防控制研究所、传染病预防控制研究所、环境与地方病防治研究所和营养与

医者仁心　大爱传递

食品安全研究所，已形成一支以高层次领军人才为带头人（国家级人才5人），中青年学科骨干为核心力量，老中青结合，梯队合理，质量优良，团结奋斗的师资队伍。

遵循学校"扎根西部、服务国家、世界一流"的办学定位，学院充分发挥综合大学的办学优势，注重医管、医理、医文、医工学科交叉，瞄准全球健康发展前沿，对接国家卫生事业发展需求，结合我国西部社会、经济、卫生、人群健康和疾病流行特点，广泛开展公共卫生人才培养、科学研究和社会服务，努力创建特色鲜明、高水平、国际化的公共卫生与预防医学学科。学院在国内率先开展公共卫生硕士（1998年）和公共卫生博士（2011年）专业学位培养试点工作。20余年坚持为全体临床本科生开设暑期预防医学实践必修课程，培养其"发现和解决你身边的公共卫生问题"的能力，以弥合预防与临床的裂痕。截至2020年，学院已培养本、硕、博毕业生（包括留学生）3000余人，在西部地区就业率达到70%，成为我国西部地区医药卫生与疾病防控事业的中坚力量。

围绕我国西部人群健康重大公共卫生问题，学院形成了以妇幼营养与健康评价、环境与地方病、传染病预防控制、食品质量与安全、儿童发育与身心健康、全生命周期健康促进、卫生政策与医学伦理等代表具有鲜明特色的研究方向。研究项目获科技部、基金委、卫健委和联合国儿童基金会（UNICEF）、世界卫生组织（WHO）、美国中华医学基金会（CMB）等资助。近五年新增国家级科研项目60余项，包括国家重点研发计划项目、国家重点研发计划政府间国际创新合作重点专项、传染病重大专项、国家自然科学基金国际合作重点项目和优秀青年基金项目；新增省部级科研项目80余项，横向项目40余项。研究成果在本领域国际著名期刊 *Circulation Research*，*Lancet Global Health*，*Lancet Public*

Health，*JAMA Pediatrics*，*Nature Neuroscience*，*Science Translational Medicine*，*Hepatology* 上发表，相关论文被认可为"F1000 论文"。研究成果获得 2 项国际生物无机化学家协会"克劳斯·施瓦兹奖"和 2 项陕西省科技进步奖一等奖。连续主办"一带一路"全球健康国际研讨会等高水平国际会议，主编《中国医学伦理学》等 3 部核心期刊。

在西安交通大学"胸怀大局，无私奉献，弘扬传统，艰苦创业"西迁精神和医学部"兴医强国、艰苦奋斗、精勤育人、救死扶伤"抗战迁陕精神的指引下，学院全力投入"中国西部科技创新港——智慧学镇"的建设。2019 年"中国西部科技创新港——智慧学镇"已正式启用，2019 级新生已入驻。学院全体教职工以饱满的工作热情，只争朝夕，不负韶华，努力为国家公共卫生事业的发展作出更大的贡献。

药学院

西安交通大学医学部药学学科起源于 1946 年建立的西北医学院药理教研室，1971 年成立西安医科大学药学系，1996 年成立西安医科大学药学院。2000 年西安交通大学、西安医科大学与陕西财经学院三校合并组成新的西安交通大学后，成为西安交通大学药学院。2004 年 7 月学校进行院系调整，成为医学院药学系。2013 年 6 月学校医学教育体制改革，组建了西安交通大学医学部药学院。

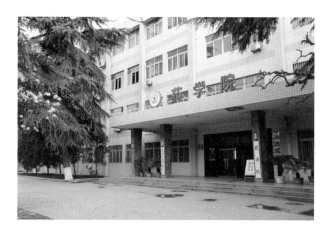

药学院

学院现有专职教师及研究人员 71 名，其中院士 1 名（兼职教授），教授 14

医者仁心　大爱传递

第四章

名，副教授 21 名，博士生导师 11 名，硕士生导师 31 名，教育部新世纪人才 2 名，校"青年拔尖人才支持计划"入选者 2 名。药学院设有药学一级学科博士点、药学一级学科硕士点和药物分析、生药学、药物化学、药剂学、天然药物化学、药事管理学二级学科硕士点，以及药学硕士专业学位授权点、药学博士后科研流动站。药学院下设药物化学系、药剂学系、药物分析学系、天然药物化学系、生药学系、药事管理与临床药学系、药学教学实验中心、药物研究所；重点实验室和研究中心主要有国家地方联合工程研究中心、国家中医药管理局中药分析实验室、陕西省天然药物与工程重点实验室（三级）等。另外，药学院为全国医学教育学会药学教育研究会常务理事单位，为陕西省执业药师培训中心西安交通大学培训点，主办 *Journal of Pharmaceutical Analysis*（JPA）、《西北药学杂志》。

药学院扎根西部、服务国家，跟踪药学领域国际发展方向，积极开展学科前沿基础研究和面向产业的高技术开发研究。主要研究方向有：创新药物与中药开发研究，细胞膜色谱基础理论与技术研究，中药方剂物质基础与体内过程分析研究，天然药物物质基础分析研究，蛋白质组学与药物作用靶点研究，药物新制剂、新技术研究，药物质量控制新方法研究，天然药物化学有效成分与活性物质研究，药物合成工艺与药物构效关系研究，生药品质评价，药事法规、药事管理与药物政策、药品安全与合理用药研究等。

近几年，药学院承担国家发改委"国家高技术产业化示范工程生物色谱分离技术"项目，国家"863"课题，国家自然科学基金项目，部、省级重大和自然科学基金项目等 60 余项，累计科研经费 3600 多万元；获国家技术发明二等奖 1 项，省部级科技进步奖 7 项，获得和申请国家发明专利 20 余项，

开发创新药物 5 个，发表学术论文 500 余篇，其中 SCI 收录
300 多篇，出版著作、教材 80 余部。

药学院注重开展国际交流与合作，先后选送教师赴美国
哈佛医学院、美国普渡大学、日本大阪大学、日本武库川女
子大学、加拿大英属哥伦比亚大学等名校进修学习，并建立
科研合作关系；完成国际合作研究课题 10 余项；近年来多次
邀请国际知名学者进行学术交流。

法医学院

西安交通大学法医学科由我国著名法医学家胡炳蔚教授、
刘明俊教授（已故）创建于 1953 年，拥有法医学学士、硕士、
博士学位授权点和博士后流动站。1996 年率先成立全国首家
法医学院，1997 年被批准为陕西省重点建设学科和重点实验
室，1999 年被批准成为我国唯一的卫生部、公安部、最高人
民法院共建的法医学重点实验室，2001 年经教育部批准为首
个法医学国家重点学科，也是我国唯一的全国法医干部培训
中心。国际著名刑侦专家李昌钰担任名誉院长。

学科通过培养和引进，已经形成一支年龄与知识结构合
理、业务素质精良、并具有高度凝聚力和战斗力的师资队伍。
目前，法医学院教职工共计 35 人，其中，博士学位占 70%，
副高职称占 47%。学科紧密结合国家创新体系建设计划，瞄
准国家及区域法治建设重大需求，根据学科自身优势，积极
开展交叉学科和新兴学科的研究，着重解决我国法医学发展

法医学院

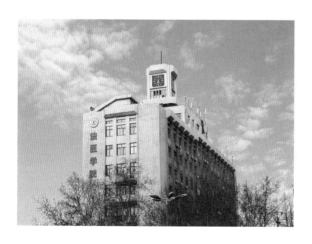

医者仁心　大爱传递

第四章

和司法应用中的瓶颈问题，形成了法医基因组学、中毒与成瘾机制和法医创新技术体系 3 个研究方向，在中华民族基因多态性、毒品依赖的分子细胞机制、药毒物检测分析等方面的研究已形成特色。

法医学科创建 60 余年来，取得了健康快速的发展。法医学院已成为引领我国法医学学科建设，提升人才培养质量、科技创新水平和社会服务能力，带动我国法医教育整体水平全面提高和加快国家创新体系建设的重要组成部分。

护理学系

西安交通大学医学部护理学系始建于 1987 年，是我国最早建立的本科护理专业教育基地之一，主要从事培养高级临床护理、护理管理、护理教育、护理科研、社区护理及预防保健等方面的护理专业人才。

全系教师共 35 人，其中教授（博士生导师）10 人，副教授（硕士生导师）10 人。现有本科生 120 余人，研究生 56 人。2015 年开始招收丝绸之路沿线护理专业硕士留学生。本专业毕业生能够胜任高级临床护理、预防保健、护理管理、护理教育和护理科研领域工作。

护理学系

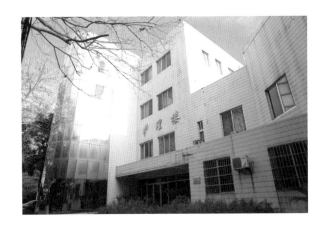

近 5 年承担国家级科研课题 6 项，国际合作课题 10 项，省部级课题 11 项。取得各项专利 15 项，发表科研论文 200 余篇，其中 SCI 论文 92 篇。目前主要研究方向有社区长期护理模式研究、慢性非传染性疾病护理管理研究、老年痴呆护理研究及肿瘤心身康复护理研究。

护理学系为拓宽师生的国际化视野搭建了良好的平台。与美国、英国、加拿大、澳大利亚、韩国、泰国、日本、新加坡、巴基斯坦等国家的一流护理院校有长期的合作项目。1994 年由美国中华医学基金会资助，西安交通大学、泰国清迈大学与中国其他 7 所当时卫生部直属的重点医科大学合作开办了中国高等护理教育发展项目研究生教育，历时 10 年，为我国培养了一批高层次的护理管理及教育人才，在中国高等护理教育发展历史上具有里程碑的作用。

全球健康研究院

西安交通大学全球健康研究院（Xi'an Jiaotong University Global Health Institute，GHI）成立于 2016 年 9 月，是为贯彻落实国家创新驱动发展战略、"一带一路"倡议和"健康中国 2030"规划纲要精神，结合西安交通大学创建世界一流大学和一流学科"双一流"的发展目标，围绕教育部和西安交通大学共建的"中国西部科技创新港——智慧学镇"的建设任务，由西安交通大学医学部推动，依托交大公共卫生、临床医学、基础医学、

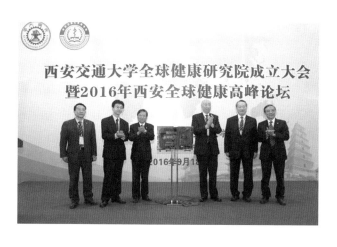

西安交通大学全球健康研究院成立大会

药学、数学、统计学、生物信息学、管理、人文、工程等优势学科，针对目前全球健康领域面临的重大挑战，整合国内外优势资源，创建的全球健康教育科研平台。

GHI 将重点关注慢性非传染性疾病的预防和控制、系统

医者仁心　大爱传递

第四章

科学与医学大数据研究、药品安全与政策研究、卫生体系和卫生政策研究、食品安全与营养研究、儿童发育与健康研究、移动健康研究和个体精准健康服务的发展及推广等健康相关热点问题，并于2016年12月正式设立慢性病预防和控制研究中心、系统科学和健康大数据研究中心、传染病预防研究中心及地方性疾病研究中心。

研究院针对全球健康领域的重大挑战，整合国内外优势资源，汇集一批国际领先的专家学者，构建国际性的多学科与跨学科科研平台，建立辐射"一带一路"国家及全球的健康科研平台，开展跨国家的重大健康问题研究，为国家和全球健康问题的解决和政策制定提供科学依据，培养具有国际水平的科研人才，服务国家战略和地方发展，辅助西安交通大学建设世界一流大学。

西安交通大学第一附属医院

西安交通大学第一附属医院是国家卫生健康委员会直属的大型综合性三级甲等医院，是全国首批暨陕西省首家"三级甲等医院"、全国首批"百佳医院"。医院现有高级职称专业技术人员800余名，有双聘院士7名，"杰青"3名，"优青"4名，教育部新世纪优秀人才10名。医院学科设置齐全，现有国家重点学科及培育学科2个，国家临床重点专科14个；省级重点学科5个；省级优势学科7个；陕西省医疗质量控制中心16个。医院国家药物临

西安交通大学
第一附属医院

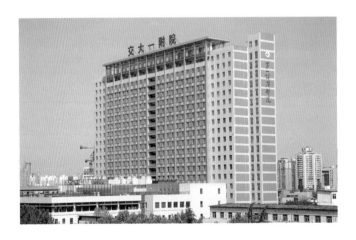

床试验机构 2013 年通过了复审，现有国家药物临床试验机构专业 46 个。

医院承担五年制、七年制、八年制学生及留学生的教学工作。承担国家级精品课程、网络精品课程各 1 门，主编、参编全国高等医药规划教材 57 部。医院临床技能教学中心为"国家级实验教学示范中心"，近五年中标各类科研课题 568 项，项目资助金额超过 1.2 亿元。获国家科技进步奖 3 项（参与 2 项）。全国专科学会担任副主委 2 名，常委 20 名，在省级学会担任副主委以上人员 160 名。

医院坚持"生命至上，服务第一，爱院敬业，求实创新"的精神，争取早日成为重点学科齐聚、名医专家荟萃、医疗技术领先、转化能力突出、质量安全第一、服务水平一流的世界知名高水平大学的附属医院和国家区域性医学中心。

西安交通大学第一附属医院 OPO

西安交通大学第一附属医院捐献器官获取与分配科（OPO）是专门从事公民逝世后人体器官捐献、获取、分配、修复、维护、保存和转运工作的医学专业学科，于 2021 年 9 月 1 日成立运行，为国内首个器官捐献专业学科，为推进器官捐献专业化、OPO 建设学科化、器官移植学科体系化发展，在全国起到引领与示范作用。科室现有专职人体器官捐献协调员 12 人，其中 4 位协调员先后荣获"全国优秀协调员"，6 位协调员荣获"省级优秀协调员"；专职器官获取医师 2 人，专职器官获取护士 3 人。

2011 年 7 月 7 日，医院纳入国家（第二批）人体器官捐献工作试点，截至 2023 年 4 月 17 日，累计实施公民逝世后器官捐献 1514 例，单医院 OPO 捐献总数量为全国第一，捐献大器官 4582 个，器官利用率 94.7%（其中，肝脏利用率

医者仁心　大爱传递

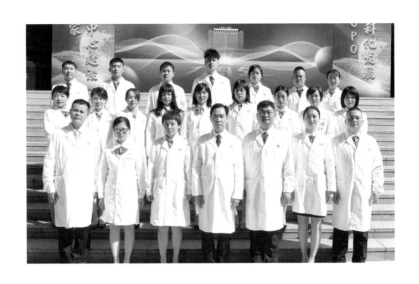

93.2%，肾脏利用率 95%），全球领先。2022 年，实施公民逝世后器官捐献 205 例，创年度捐献历史最高，捐献数量位列单 OPO 全国第二。

经过多年的探索实践，医院建立了符合国家法律法规和我国国情的器官捐献体系。建立了政府主导、红十字会推动、OPO 组织、学科协作、团队实施的组织体制，依法依规、科学规范的器官捐献工作体系，学科领导下的评价捐献、协调获取、移植质量、支撑质控的队伍体系，标准流程下的疾病评估、死亡判定、协调维护、获取与分配的技术体系。创建了依法合规、政策主导、政府监管、公众宣传、社会参与、捐献登记、规范流程、实施成效的独具特色的器官捐献模式。开创了协调员与区域责任医生责任分工、区域协作的工作模式，为全国器官捐献专业的发展打造"交大一附院"样板。

OPO 学科高度重视并积极参与人体捐献宣传、缅怀纪念与捐献者家属人道关怀，与陕西省红十字会共同筹建陕西省人体器官捐献者纪念园，向捐献者提供人性化安葬服务，并组织开展各类人体器官捐献缅怀纪念与捐献宣传活动，未来

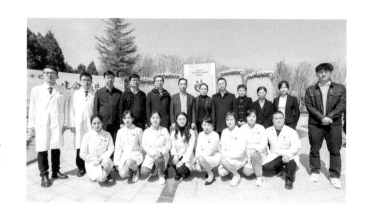

西安交通大学第一附属医院
OPO 团队参加清明节缅怀
活动

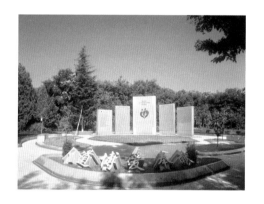

陕西省人体器官捐献者纪念园

将继续大力推动开展人体器官捐献志愿服务,回馈社会。

OPO 始终牢记捐献人的使命与责任,敢于担当,勇于奉献,始终以数量为先导,以质量为核心,以创新为命脉,以技术为基础,以 OPO 学科化建设为抓手,立足国家医学中心建设,打造国际一流器官捐献与移植学科体系。

西安交通大学第二附属医院

西安交通大学第二附属医院是国家卫生健康委员会、教育部直属的一所集医疗、教学、科研、预防保健为一体的现代化大型综合医院,国家三级甲等医院。1937 年在抗战烽火中为民族大义内迁重建。

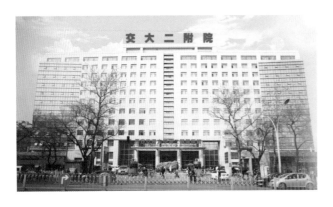

西安交通大学第二附属医院

医院现有教职员工4300余名，其中双聘院士4名，长江学者1名，"新世纪百千万"国家级人选2名；享受国务院和陕西省特殊专家津贴的专家教授多名；200余名专家分别担任全国和省、市级医学专业学会的主任委员、副主任委员或常委、委员等职务，100余名专家担任全国相关学科专业杂志的主编、副主编或编委。

医院设有55个临床医技科室、6个专科病院、17个学科系、2个教研室、全国首个医院人工智能研究院、创新港科研平台精准医疗研究院，22个国家临床重点专科，2个国家级重点实验室，2个省级工程中心／重点实验室，9个省级医疗质控中心。

作为国家培养高级临床医学人才的重要基地，医院形成了以PBL教学和OSEC考站建设为特色的教学模式，设有15个临床学科系，承担着博士研究生、硕士研究生、本科生、

西安交通大学第二附属医院专家团队

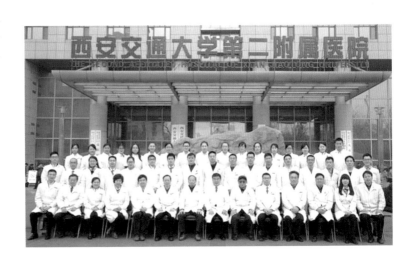

留学生多个层次的教学培养任务。

医院多年来承担了数百项国家、省部、市级科研课题，每年获国家自然科学基金、国家973计划、国家科技攻关项目、卫健委重点发展基金等科研基金数千万元；年发表学术论文600余篇，其中被高影响因子收录的SCI文章逐年增长。近十年著（译）高水平的学术专著40余部，获省级以上科技进步奖近60项。

医院秉承"生命至上、质量第一"的立院宗旨，围绕建设国家区域性医疗中心战略目标，着力打造一个百姓放心、国家满意、世界知名的高水平研究型医院。

西安交通大学口腔医院

西安交通大学口腔医学院（口腔医院）是国家卫生健康委直属的集医疗、教学、科研、预防保健为一体的三级甲等口腔专科医院，是西北地区口腔医学专业师资培训中心，是国家卫健委继续医学教育基地、国家口腔执业医师实践技能考试与考官培训基地、国家口腔住院医师规范化培训基地、国家药物临床试验机构资格单位、陕西省牙颌疾病临床研究中心、陕西省口腔医疗质量控制中心及陕西省医师协会口腔医师分会挂靠单位。

医院在职教职工1035人，其中专家教授83人。医院业务用房3.3万平方米，牙椅460台，病床100张。口腔正畸科、牙周科为国家临床重点专科，颌面外科为国家专科医师规范化培训基地及陕西省重点学科；口腔内科、口腔修复科为陕西省优势学科。医院口腔教学实验中心为省级教学示范中心，省级虚拟仿真实验中心。

医院承担硕士生、本科生、进修生及继续医学教育等多层次的教学任务，口腔医学专业为省高等学校特色专业建设

医者仁心　大爱传递

第四章

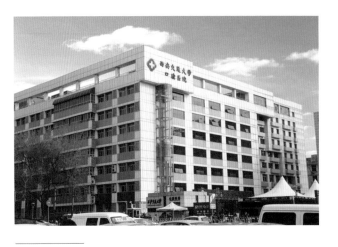

西安交通大学
口腔医院

点，2017 年被评为省级本科院校一流专业。

多年来口腔医院承担国家自然科学基金、"863"、省部、市厅等各级各类科研项目 368 项，其中国家杰出青年科学基金 1 项，发表学术论文 700 余篇，其中 SCI 收录 104 篇。获得省级以上成果 19 项，国家实用新型专利 21 项，国家发明专利 8 项。

医院设立口腔医学研究中心，有"细胞与分子生物学""组织病理学""三维数字化诊断"等研究平台。拥有小动物活体 Micro-CT 影像系统、激光扫描共聚焦显微镜、ABI 基因分析仪、3D 打印系统及口腔三维扫描系统、超速离心机、BOSE 细胞动态培养系统等大型精密仪器。2015 年 9 月获批"陕西省颅颌面精准医学研究重点实验室"建设，可开展口腔微生物学、细胞学、蛋白和基因工程、组织工程等方面的研究。

医院注重与国内外高校、科研单位和医疗机构的学术交流与合作，近年来先后与美国、德国、日本、挪威等多个国家的学术团体及医疗机构建立了合作关系。

第二节　遗体捐献办公室发展概况

我国于 1913 年颁布了解剖规则，从此推动了现代医学教育在中国的发展和壮大，而提出此规则的国立北京医学专门

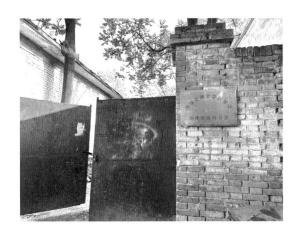

西安交通大学医学部遗体捐献办公室旧址

学校正是西安交通大学医学部的前身。

为了更好地促进医学教育发展，20世纪80年代，我校已经开展遗体接收工作。2007年西安交通大学医学中心遗体捐献服务办公室成立，2012年更名为西安交通大学医学部遗体捐献办公室，2013年创建了占地约一千四百平方米的遗体捐献纪念园，竖立爱心石，以缅怀为医学事业献身的"大体老师"。

2018年在陕西省红十字会授权下，成立陕西省红十字遗体捐献中心成立，代表陕西省红十字会在全省履行遗体捐献的宣传、动员、服务、登记、接收等工作。同年，在我国首届医师节上，陕西省红十字遗体捐献中心在纪念园内为捐献者建成"生命永恒"纪念碑，镌刻每一位"大体老师"的姓名，以示对他们的缅怀和感恩。

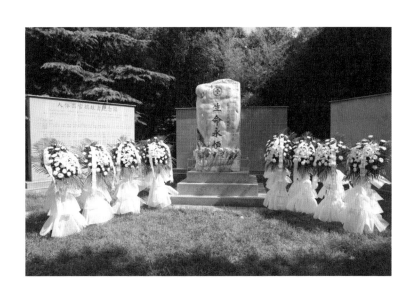

"生命永恒"纪念碑建成

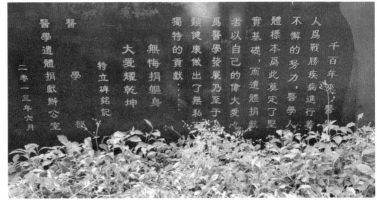

爱心石下方的
纪念文字

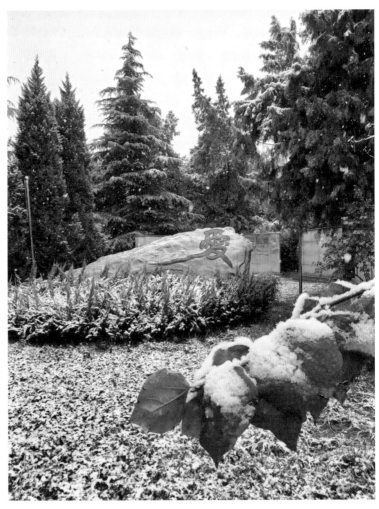

西安交通大学
雁塔校区内竖
立的爱心石

2022 年，在陕西省红十字会的大力支持下，依托西安交通大学医学部优质医学教育资源，我国首个以遗体捐献为主题的人文教育基地成立，基地分为缅怀纪念园、红十字精神展示区、捐献者事迹展示区、医学名言展示区、政策法规宣教区等。

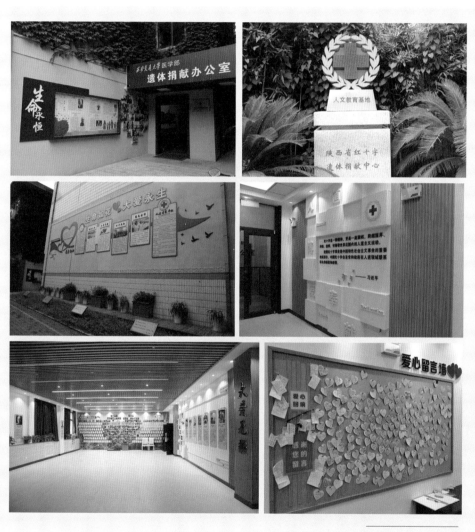

人文教育基地一角

医者仁心　大爱传递

遗体捐献是医学解剖课赖以开展的基础，器官捐献是器官移植技术得以实现挽救生命的前提，遗体与器官捐献是推动医学科学进步、增强人类健康福祉、促进社会文明进步的重要体现。西安交通大学医学教育历来重视人文教育、职业素养养成和医风医德培养。医学部为遗体器官捐献者建立了国内高等医学院校首个以遗体、器官捐献为主题的医学人文教育基地——陕西省红十字遗体捐献中心人文教育基地。每年的重要时间节点医学部会在黄河渡口举行隆重的捐献者骨灰抛撒仪式，在校内遗体器官捐献纪念园内举行缅怀纪念活动。

❶陕西省人民政府原副省长方光华参加缅怀纪念活动并讲话

❷中国人体器官捐献管理中心主任侯峰忠来校调研，并向"生命永恒"纪念碑献花

❸陕西省红十字会党组书记、常务副会长兰孟偃调研遗体捐献中心

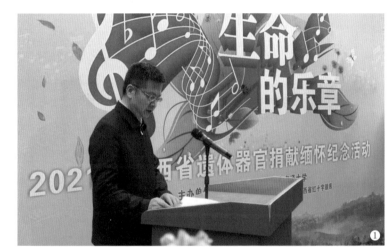

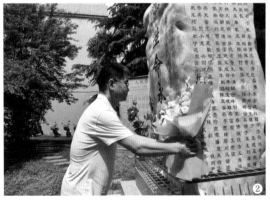

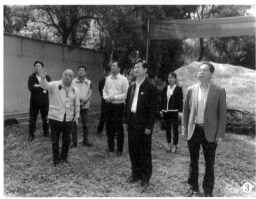

陕西省红十字会及西
安交通大学医学部领
导为陕西省红十字遗
体捐献中心人文教育
基地揭幕

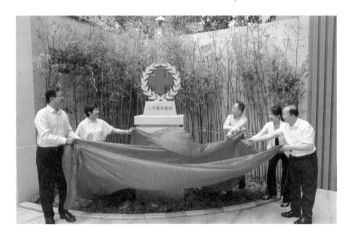

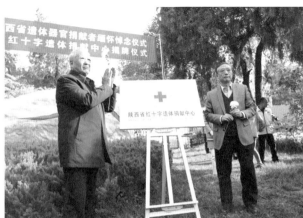

原陕西省卫生厅副
厅长耿庆义，西安
交通大学原副校长、
医学部主任颜虹为
遗体捐献中心揭牌

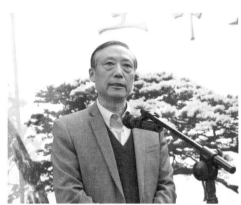

西安交通大学原副校长、医学部主任颜虹
在缅怀纪念仪式上讲话

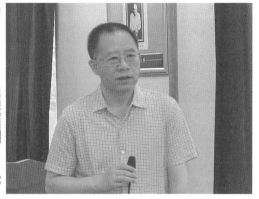

西安交通大学副校长、医学部主任吕毅在遗
体捐献告别仪式上讲话

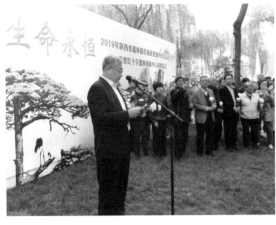

西安交通大学医学部原副主任王子明在
缅怀纪念仪式上讲话

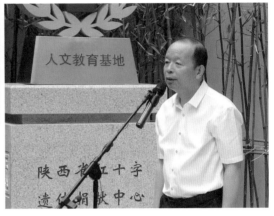

西安交通大学医学部党委书记陈腾在遗体
捐献人文教育基地揭幕仪式上讲话

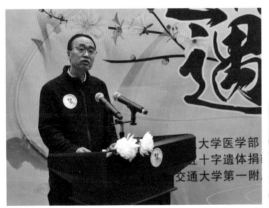

西安交通大学常务副主任雷利利
在缅怀纪念仪式上讲话

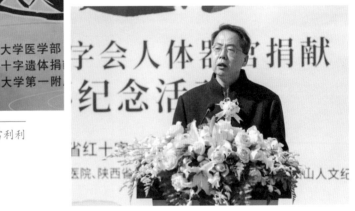

西安交通大学医学部副主任孟晓军在陕西省
人体器官捐献缅怀纪念活动上讲话

随着遗体捐献事业的不断推进，陕西省红十字遗体捐献中心（西安交通大学医学部遗体捐献办公室）遗体捐献登记数量以及捐献数量逐年递增，在工作中总结出的"遗体捐献十大仪式"，在填写捐献申请表时有填表仪式；在去世后将遗体接运回学校时会有接运仪式、为捐献者举行庄严的遗体告别仪式；为完成 教学任务的"大体老师"根据其生前及家属意愿举行骨灰抛撒仪式、骨灰安放仪式或骨灰奉还仪式，彰显对捐献者的人文关爱和尊重；在医学解剖课开课前会组织学生举行庄严的开课仪式，向每一位"大体老师"默哀致敬，课程结束后会举办结课仪式。为了充分体现对"大体老师"的尊重与感恩，在"大体老师"教学完毕火化之前，进行肃穆的送别仪式；定期慰问遗体捐献者家属、并在每年清明节前夕举行大型缅怀纪念活动，进一步彰显"人道、博爱、奉献"的红十字精神。

西安交通大学雁塔校区的"生命永恒"纪念碑

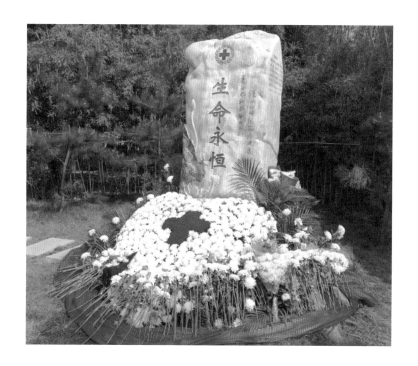

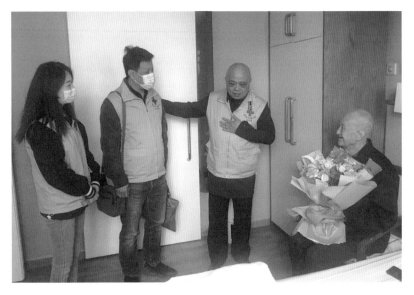

作为西安交通
大学医学部遗
体捐献办公室
的日常工作，
更多的是需要
与志愿者以及
捐献者家属心
与心的交流

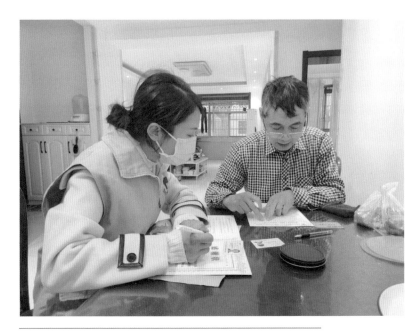

志愿者正在和工作人员沟通，准备填写公民遗体捐献申请表

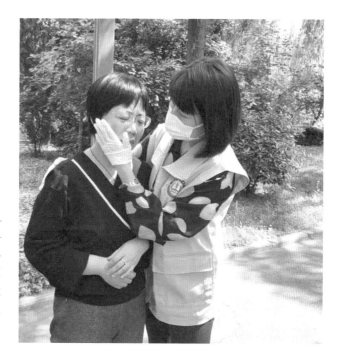

每逢节假日，当人们沉浸在陪伴家人的欢乐幸福时，捐献者家属却在承受着失去亲人的痛楚

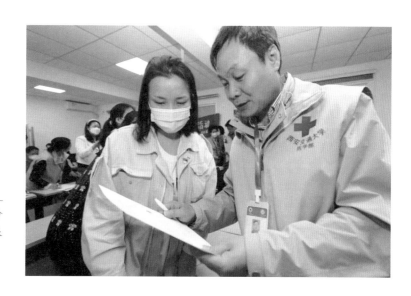

遗体捐献协调员是一份做善事的工作。尽管很艰难，但是很有意义

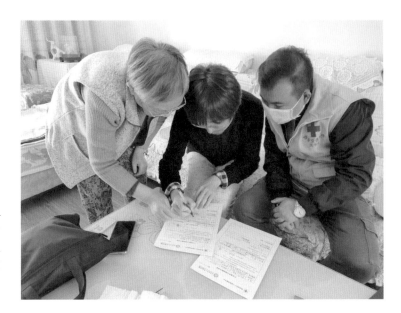

我们为不方便出行的
爱心人士提供上门服
务，让志愿者感受到
医学的温度

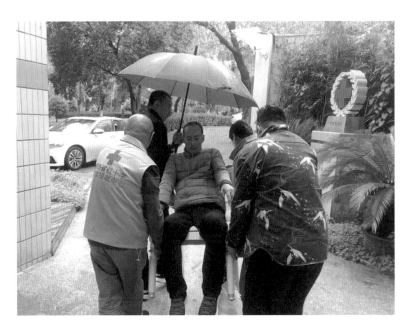

我们为遗体捐献
志愿者提供更人
性化的服务和更
贴心的关怀，让
更多的社会人士
了解、关注、参
与遗体捐献这一
社会公益事业

生命永恒
ETERNAL LIFE

完成教学任务的"大体老师"，根据其意愿我们会举行骨灰抛撒仪式或提供奉还到家服务，彰显了对捐献者的人文关怀和尊重

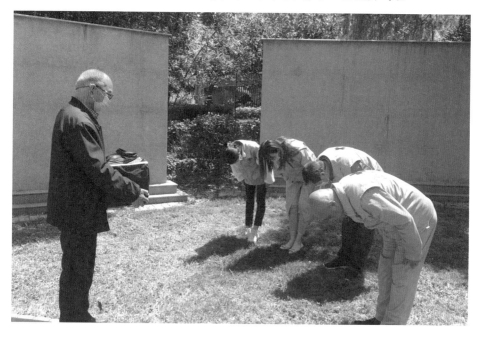

是您无私奉献的大爱之举带给人们的温暖和力量，带给万物的生机与希望

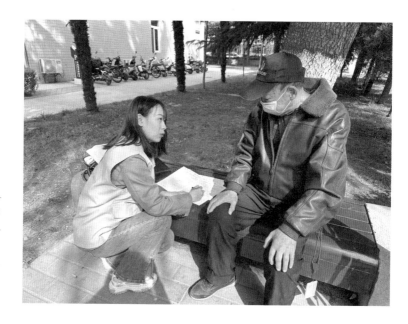

感谢每一位捐献者家属对遗体捐献的理解和支持，家属含泪哽咽着说："谢谢你们，你们是我们和已逝亲人之间最坚韧的纽带。"

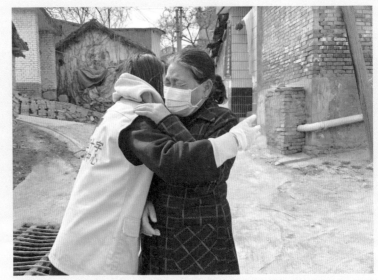

我们在风风雨雨中坚守，只为守护您那最纯真的"大爱"

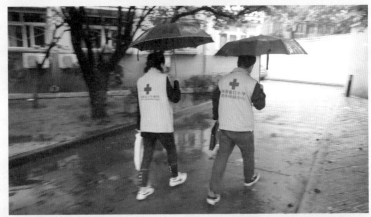

我们相信，未来会有更多的人加入这项传递大爱的事业

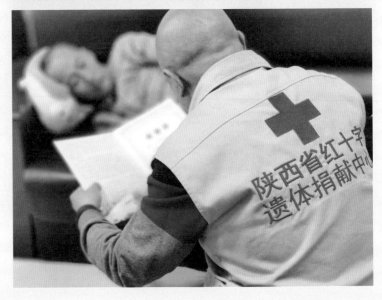

第三节　遗体捐献办公室活动实录

医学是伴随着人类病痛的最初表达和减轻这份痛苦最初愿望而诞生，遗体与器官角膜捐献是推动医学科学进步，造福后代、利国利民、社会文明进步的重要体现，对推动"健康中国"发展具有重要意义。近年来，随着遗体器官角膜捐献事业的不断发展，理念日益深入人心，捐献数量逐年增多，越来越多的爱心人士加入捐献志愿者行列。截至目前，西安交通大学医学部遗体捐献志愿者登记人数已达 1681 位，捐献人数 538 位。其中 2022 年遗体捐献志愿者登记人数 202 位，捐献人数 98 位。2023 年遗体捐献志愿者登记人数 321 位，捐献人数 109 位。遗体捐献者在生命的最后坚持把自己的遗体无私地捐献给中国的医学教育事业，推动医学教育的发展，让生命的意义得到延续。让我们在黄河岸边为完成教学任务的捐献者们做最后的告别，根据他们生前的意愿将他们的骨灰归入黄河，伴随着波涛汹涌的母亲河，将这份大爱汇入到更加广阔无垠的大海——大爱永存。

你们不仅是医学生的老师，更是人类文明进步的推动者

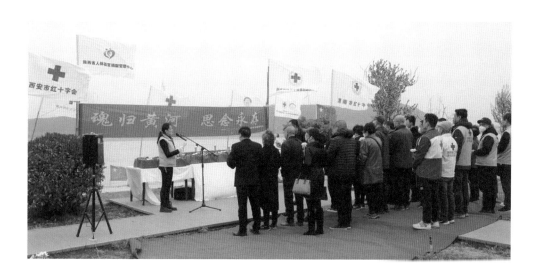

医者仁心　大爱传递

第四章

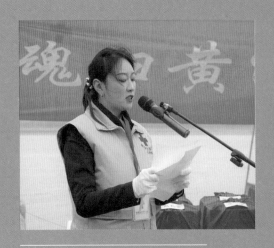

让我们以特殊的方式送这些平凡的英雄最后一程

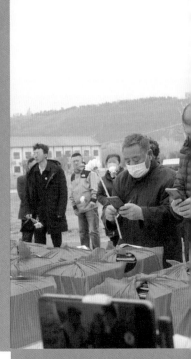

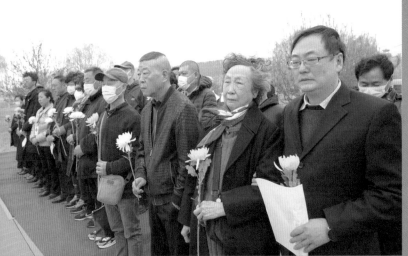

捐献者家属手持雏菊前来送行

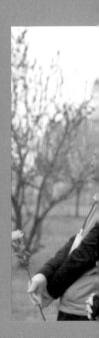

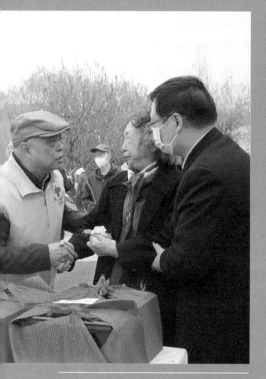

陕西省红十字遗体捐献中心（西安交通大学医学部遗体捐献办公室）主任徐自力慰问捐献者家属

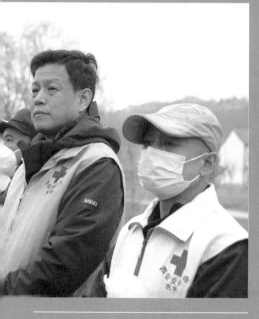

陕西省红十字遗体捐献中心（西安交通大学医学部遗体捐献办公室）副主任高兴前来送行

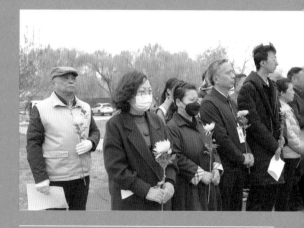

西安交通大学医学部基础医学院教师代表前来送行

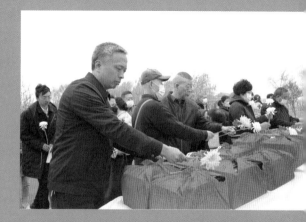

陕西省红十字眼库主任银勇前来送行

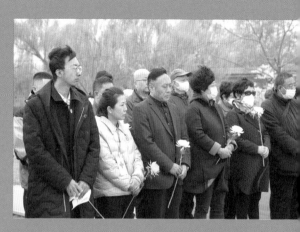

全省各地市红十字会工作人员前来送行

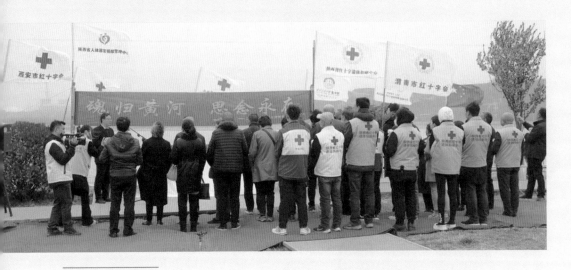

魂归黄河 思念永存

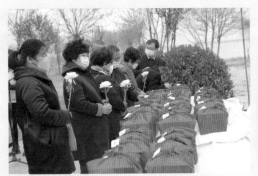

让我再最后和你拥抱一次 ——我的亲人

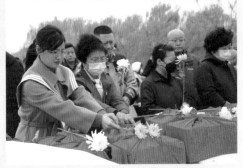

西安交通大学医学部基础医学院
教师代表为捐献者敬献鲜花

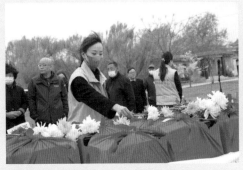

西安交通大学医学部遗体捐献协调员
为捐献者敬献鲜花

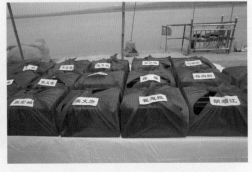

你们用大爱传递着生命的接力棒，
让生命变得更崇高，也更有意义

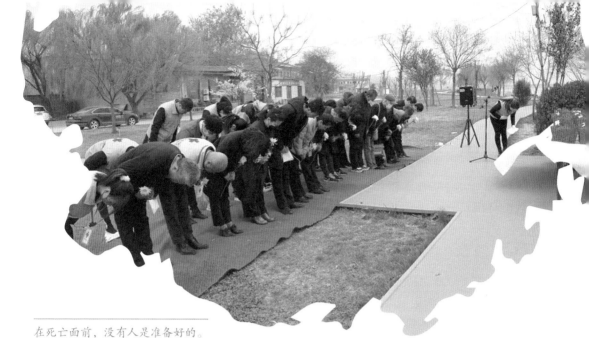

在死亡面前，没有人是准备好的。

但有的人，却在死后以捐献遗体的方式

给世界留下了最后的礼物……

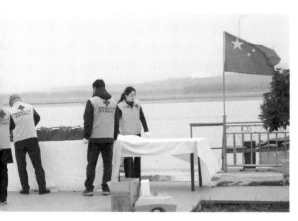

我们来送捐献者们最后一程……

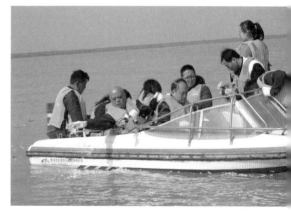

最后的逝去与最初的诞生一样，

都是人生必然；

最后的晚霞与最初的晨曦一样，

都是光照人间

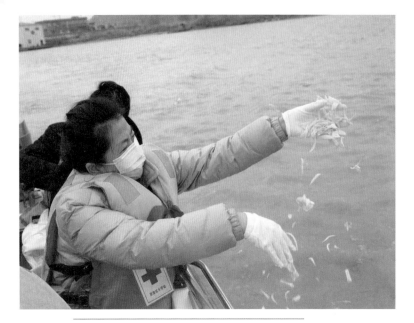

无法延长生命的长度，却可以把握它的宽度；

无法预知生命的外延，却可以丰富它的内涵；

无法把握生命的量，却可以提升它的质

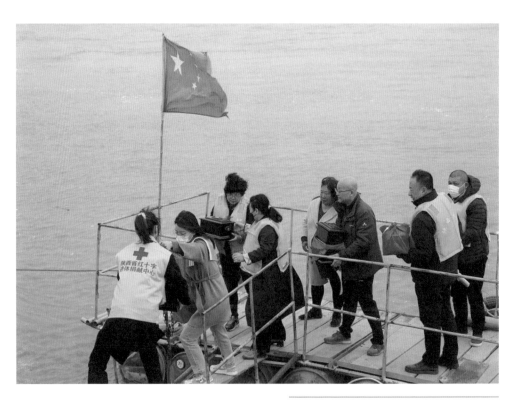

河水奔涌不息，如同大爱传承，永不止步

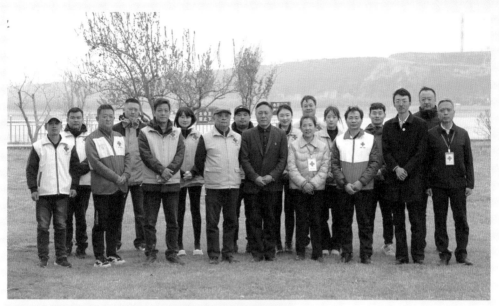

向您寄去一份追思、一份
尊敬、一份感恩……

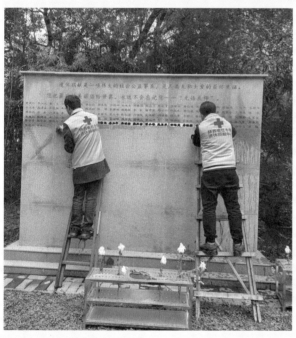

这是一块有字的丰碑，碑上的名
单还在不断延长……
让我们为您擦去石碑上的尘土，
谢谢您献上最美的生命礼物

　　他们可能曾经是白发苍苍的父母、新婚燕尔的爱人、嗷嗷待哺的孩子，他们
是平凡的人，却选择了不平凡的离去方式。尽管身份、背景不同，但他们却作出
了一个相同的决定：慷慨捐体助力医学事业，引领医学生步入神圣殿堂，以逝者
之躯启迪在生之人。他们故去后，名字被镌刻在一个共同的地方——西安交通大
学医学部"生命永恒"纪念碑。每年清明节，西安交通大学雁塔校区的"生命永恒"
纪念园内都会举办缅怀纪念活动。

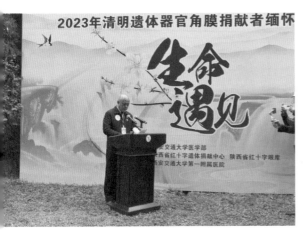

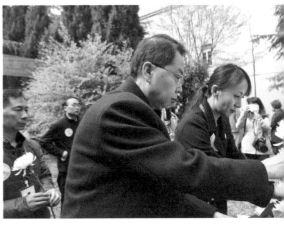

"生命·遇见"
——2023年清明捐献者缅怀纪念活动

为捐献者们送去一份祭奠、一份追思，
向他们表达深深的崇敬与感恩

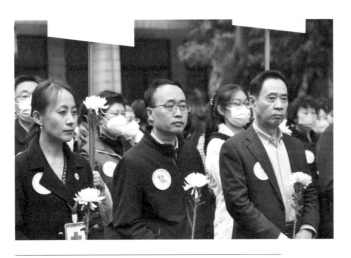

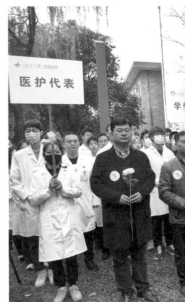

（左起）陕西省人体器官捐献管理中心副主任　何洁
西安交通大学医学部常务副主任　雷利利
中华医学会器官移植学分会主任委员　薛武军

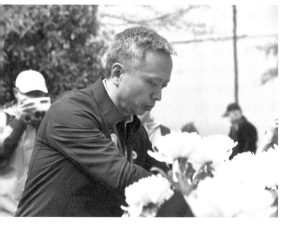

感恩您！让更多的眼疾失明患者重见光明

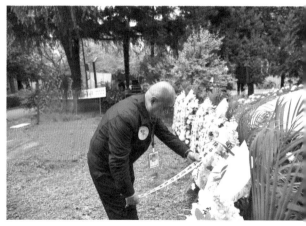

感恩您！将大爱奉献给人间！

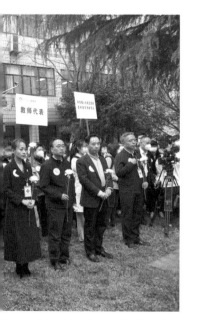

"生命永恒"纪念碑前鲜花簇拥

相关领导、捐献者家属、医护代表、
医学生、志愿者及各界爱心人士
共同祭奠和缅怀捐献者们

　医者仁心　大爱传递　第四章

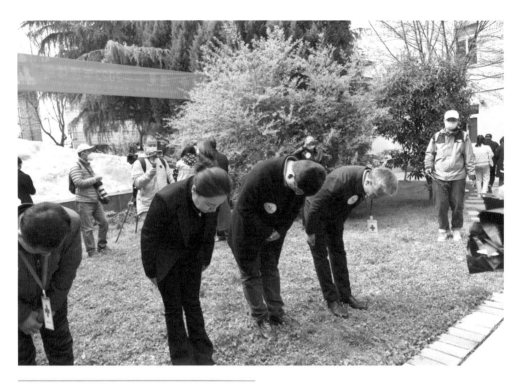

我们用这样的方式向长眠于此的捐献者们致哀，
表达崇高的敬意和深切的思念

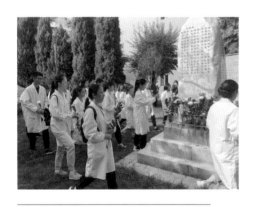

"生命永恒"纪念碑上一笔一画镌刻
着他们的名字，连同他们留下来的精
神正熠熠生辉

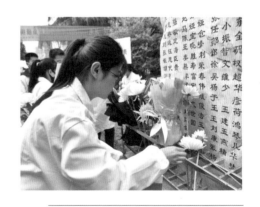

对医学生来说，遗体往往是他们成为
医生前的第一个患者，是带领他们感
受生命价值的第一位恩师

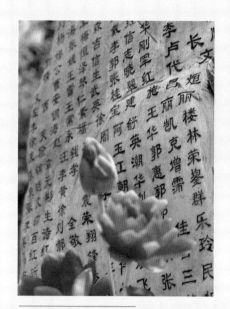

您的名字，永远被铭记

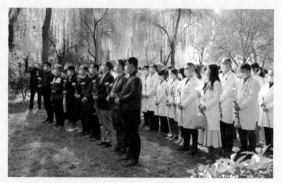

死亡不是终点，遗忘才是，我们会永远记得您

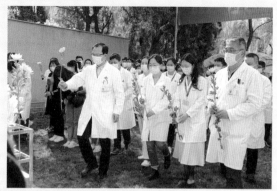

落红不是无情物，化作春泥更护花

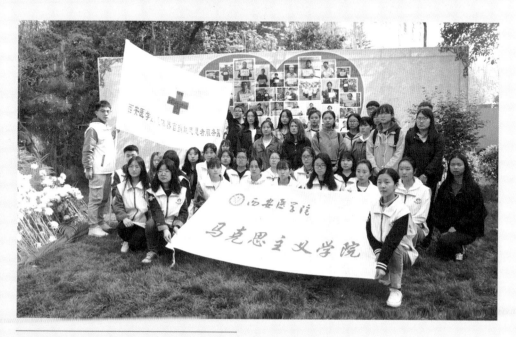

他们没有动作，却带着同学们探索人体奥秘

他们没有表情，却向同学们展示着爱和仁心

他们没有言语，却教会同学心存感恩，时刻行善

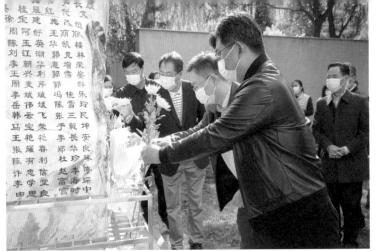

他们捐献的角膜让盲人得以看到春水、夏虫、秋叶、冬雪

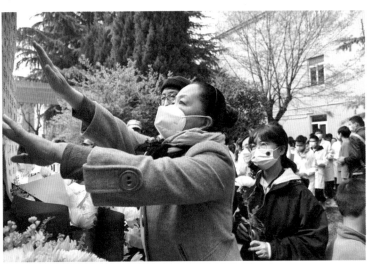

这次特殊的团聚，你用力、反复地抚摸碑上的名字，仿佛这凹凸不平的触感就是亲人生命延续的见证，或许这样就能让想念止于哀伤、臻于慈悲

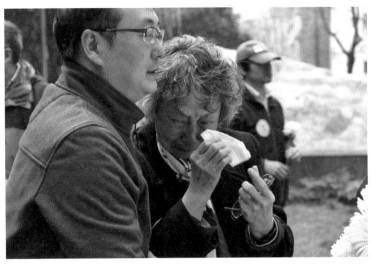

老伴儿，我和儿子来看你了。希望你在新的"教师"岗位上工作顺利

生命永恒
ETERNAL LIFE

他们捐献的遗体得以让医学生们探索生命的奥秘……

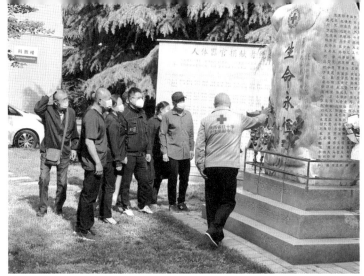

这是一次灵魂的洗礼，看着碑上父亲的名字就落了泪

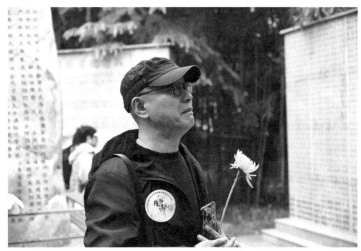

有人默默作出了决定，甚至在活动现场就咨询并填写公民遗体捐献申请表

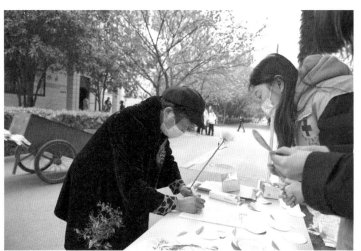

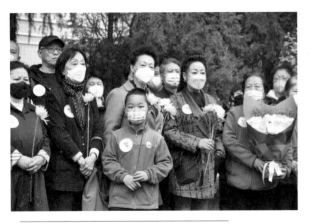

手持鲜花、满怀哀思，追思和悼念遗体捐献先行者们

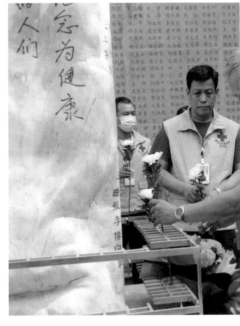

您把一生献给祖国医学教育事业，致敬！

"此刻我怀着无比崇敬的心情站在这里，以一名遗体捐献、人体器官捐献者家属，同时也是遗体捐献这项工作志愿者的身份发言，以表达我对自己父亲及所有"无语良师"的敬意和怀念，也希望遗体捐献这项伟大的医学事业有更多的人加入进来。"——遗体捐献者家属

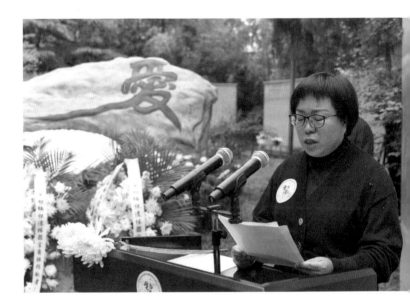

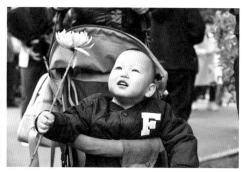

送你一朵小花儿，多么苦难的日子，你都已战胜了它

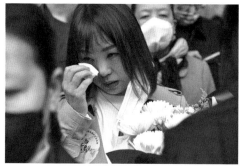

世上最痛苦的事，莫过于与至亲至爱阴阳永隔；
世上最快乐的事，无外乎看到亲人与死神擦肩而过

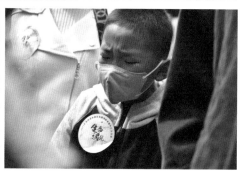

小朋友站在纪念碑前，看着自己哥哥的名字，泪水情不自禁地滑落

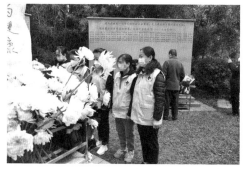

也许生死不可协调，但爱与奉献将永生不灭

志愿者队伍里面，大家有序地站在遗体捐献纪念碑前，凝望着相识的、不相识的人的名字，献花、鞠躬，表达最深的缅怀之情

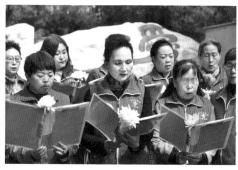

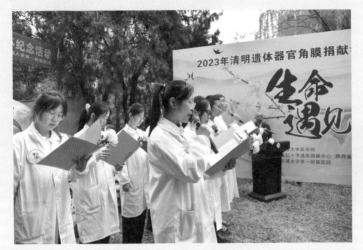

谢谢你们，你们是最好的教育家

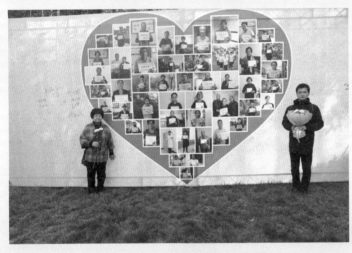

一生虽短，但爱从未消失，你们永远活在我们心中

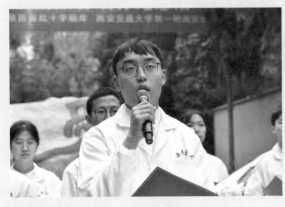

谢谢你们，你们是伟大的奉献者

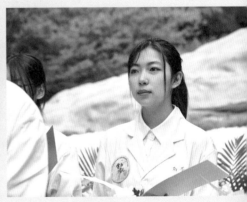

谢谢你们，无言的恩师

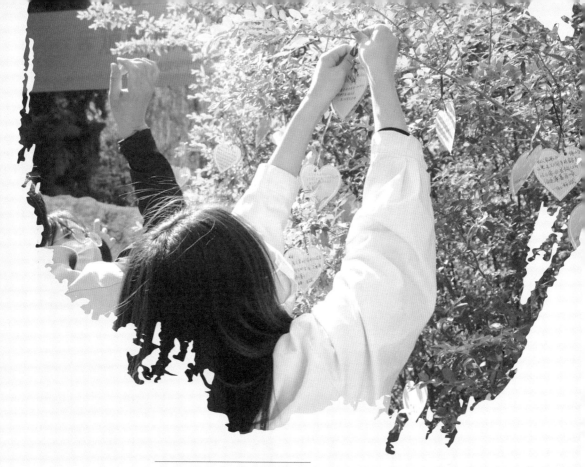

如果生命有声音，那便是生命
的延续和爱意永恒的声音

　　在我国第 39 个教师节来临之际，西安交通大学医学部为完成教学任
务的 46 位"大体老师"举办骨灰安放仪式，用这种方式度过这个具有特
殊意义的"教师节"，以表达医学人对于"无语良师"的崇敬之情。此次"大
体老师"安放仪式，既是一次生动的科学教育，也是一次深刻的生命教育。
医学生在参与此次仪式中，真切感受遗体捐献者的无私奉献和博爱精神，
感悟捐献者家属的大爱和大义，促进学生形成"感恩、敬畏、责任"的价
值观，为以后医学人文精神的塑造奠定良好的基础，为中国医学教育事业，
为人类健康作出更大的贡献。

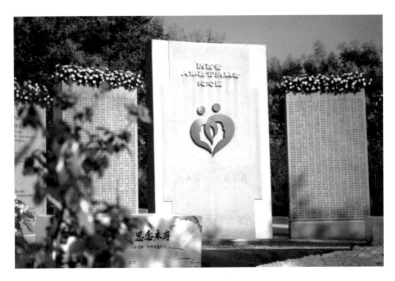

"落叶归根 思
念永存"活动

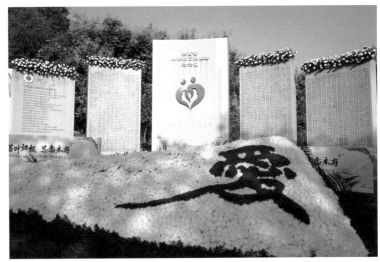

　　有一群人，他们在生命谢幕后，会以另一种方式，延续
生命的精彩。他们是医学路上无言的老师，帮助我们迈出医
学路上的第一步，感悟生命的意义。死亡并不是生命的终点，
他们向我们展示了一种延续生命意义的方式。我们向您寄去
一份追思、一份尊敬、一份感恩。

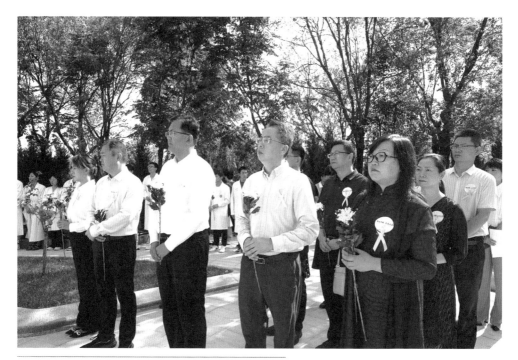

（左起）陕西省人体器官捐献管理中心副主任　何洁

西安交通大学医学部人才培养处副处长　王渊

陕西省红十字会党组成员、秘书长　李志刚

西安交通大学医学部副主任　孟晓军

西安交通大学医学部人才培养处副处长　吴小健

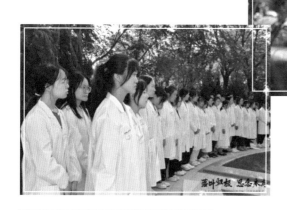

西安交通大学医学部的医学生们参加
首次"大体老师"安放仪式

给您献上鲜花，谢谢您，见证了我从迷
茫无措到胸有成竹；谢谢您，时刻提醒
着我要对医学满怀敬畏之心；谢谢您，
一路伴我成长。对您唯有感恩，感谢，
感激！由衷地，谢谢您！

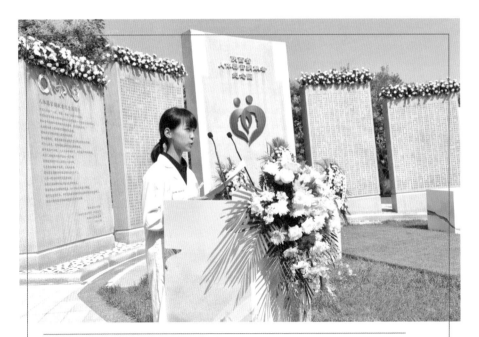

　　"大体老师"们就像医学生学习道路上的星光，用自身照亮了我们前进的道路。这些星光不仅照在了路上，也同样照在了我们的心里，无时无刻不在提醒着我们选择医学的初心

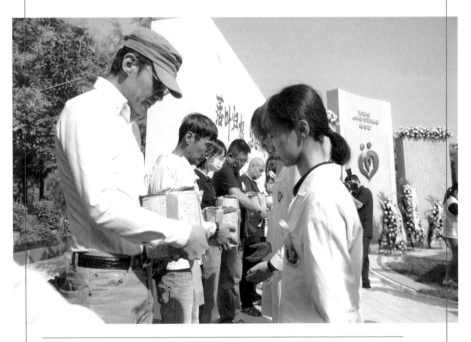

　　千言万语诉不尽内心的情感，只能再次深深地表达对每一位"大体老师"的敬佩和对他们亲人的感恩

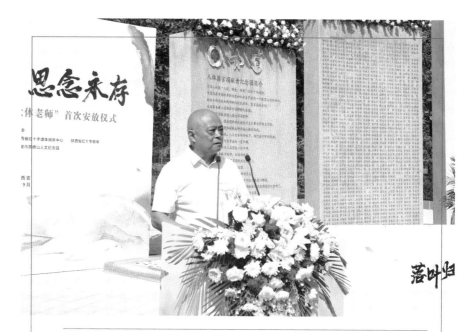

我们缅怀捐献者，缅怀"大体老师"，他们或是父母，或是妻儿，或是亲朋，与他们相处时的点点滴滴，记忆犹新，不曾忘却

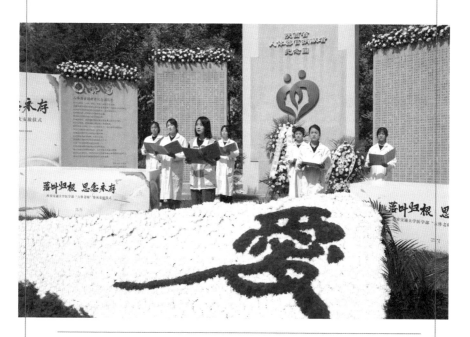

您的高尚无法用语言表达，您的庄严无法用词汇修饰，您让我们对生命有了不一样的理解。当我们穿上白大褂，默念医学生誓词，向您鞠躬致敬时，我感受到了责任的重大、使命的神圣、生命的可贵

医者仁心　大爱传递 第四章

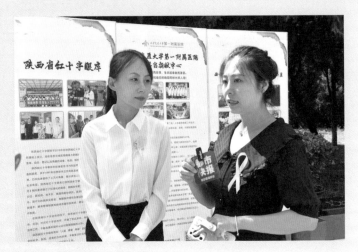

陕西省人体器官捐献管理
中心副主任何洁在缅怀纪
念活动上接受媒体采访

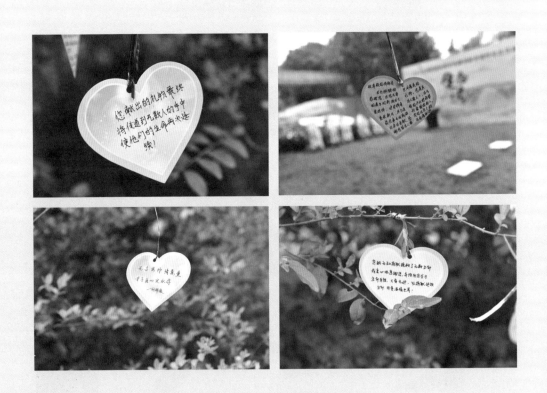

生命不曾远去，只是换成另一种方式延续。

您奉献的光明与温暖，永远洒在我们心上。

谢谢您，谢谢您用另一种方式存在，感动大家

附　录

《中华人民共和国民法典》
（2020年5月28日第十三届全国人民代表大会第三次会议通过，自2021年1月1日起实施）

第一千零六条　完全民事行为能力人有权依法自主决定无偿捐献其人体细胞、人体组织、人体器官、遗体。任何组织或者个人不得强迫、欺骗、利诱其捐献。

完全民事行为能力人依据前款规定同意捐献的，应当采用书面形式，也可以订立遗嘱。

自然人生前未表示不同意捐献的，该自然人死亡后，其配偶、成年子女、父母可以共同决定捐献，决定捐献应当采用书面形式。

中共中央办公厅　国务院办公厅印发
《关于党员干部带头推动殡葬改革的意见》（部分）
（中办发〔2013〕23号·2023年12月10日）

殡葬改革是破千年旧俗、树一代新风的社会改革，关系人民群众切身利益，关系社会主义精神文明建设和生态文明建设，关系党风政风民风。为发挥广大党员、干部带头示范作用，进一步推动殡葬改革，

现提出如下意见。

……

二、充分发挥党员、干部带头作用，积极推动殡葬改革

......

（二）带头火葬和生态安葬，保护生态环境。在人口稠密、耕地较少、交通方便的火葬区，党员、干部去世后必须实行火葬，不得将骨灰装棺再葬，不得超标准建墓立碑。在暂不具备火葬条件的土葬改革区，党员、干部去世后遗体应当在公墓内集中安葬，不得乱埋乱葬。无论是在火葬区还是在土葬改革区，党员、干部都应当带头实行生态安葬，采取骨灰存放、树葬、花葬、草坪葬等节地葬法，积极参与骨灰撒散、海葬或者深埋、不留坟头。鼓励党员、干部去世后捐献器官或遗体。少数民族党员、干部去世后，尊重其民族习俗，按照有关规定予以安葬。

......

国务院关于促进红十字事业发展的意见
（国发〔2012〕25号·2012年7月10日）（部分）

......

一、充分认识发展红十字事业的重要意义

（一）红十字事业是中国特色社会主义事业的重要组成部分。中国红十字会秉承"人道、博爱、奉献"的红十字精神，致力于动员社会力量，改善最易受损害群体境况，协助政府履行人道领域的国际承诺，做了大量卓有成效的工作。特别是近年来，中国红十字会积极服务经济社会发展大局，在参与应急救援、应急救护、人道救助、无偿献血、造血干细胞捐献、遗体和人体器官捐献、国际人道援助以及开展民间外交等方面发挥了不可替代的作用，对于保护人民群众生命与健康、促进社会和谐文明进步，具有十分重要的促进作用。

......

（十）加强无偿献血、造血干细胞捐献、遗体和人体器官捐献工作。红十字会依法参与无偿献血的宣传推动和表彰奖励工作。积极推进中华骨髓库和地方分库建设，不断扩大库容量，提高管理的信息化和规范化水平。支持红十字会依法开展遗体、人体器官捐献工作，探索在省级以上红十字会设立人体器官捐献救助基金，为捐受双方提供必要的人道援助。要充分尊重捐献人的意愿，按照公平、公正、科学的要求，建立严格的管理制度，确保捐献人及法定受益人的合法权益。

陕西省实施《中华人民共和国红十字会法》办法

（2003年4月2日陕西省第十届人民代表大会常务委员会第三次会议通过 根据2020年6月11日陕西省第十三届人民代表大会常务委员会第十七次会议关于修改《陕西省实施〈中华人民共和国环境保护法〉办法》等八部地方性法规的决定修正 2022年9月29日陕西省第十三届人民代表大会常务委员会第三十六次会议修订）

第二十四条　县级以上红十字会应当参与、推动无偿献血的宣传动员和激励，参与开展造血干细胞捐献的宣传动员、捐献服务和激励，参与、推动遗体和人体器官（组织）捐献的宣传动员、报名登记、捐献见证、缅怀纪念、人道救助等工作。

民政、人力资源和社会保障等部门以及保险经办单位应当为遗体捐献者家属办理抚恤、补助、身故保险等事项提供便利，红十字会颁发的遗体捐献证书在办理上述事项中与火化证明具有同等效力。

民政部门应当对遗体和人体器官（组织）捐献者凭红十

字会颁发的捐献证书免除基本殡葬服务费。民政等有关部门应当支持红十字会建立遗体和人体器官（组织）捐献者纪念场所。

卫生健康部门应当对已捐献造血干细胞的志愿者终身免费用血，并指导二级以上医院开展无偿献血、造血干细胞捐献、遗体和人体器官（组织）捐献宣传工作。

媒体报道

报道一

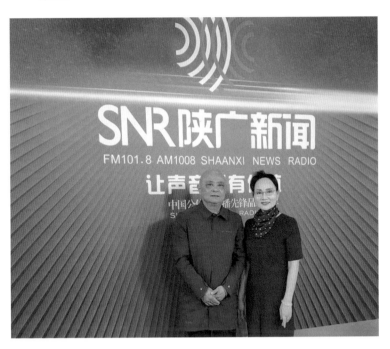

2021年4月28日，为推动遗体捐献社会公益事业，让更多的社会爱心人士了解遗体捐献对医学事业的重要性，陕西省红十字遗体捐献中心（西安交通大学医学部遗体捐献办公室）主任徐自力和陕西省慈善协会爱心大姐团队队长邱华受邀做客陕西广播电视台101.8陕广新闻访谈节目《让爱传递 让生命延续》，采访内容我们做了相关记录，内容记录如下。

A：徐主任，您好！我是陕西广播电视台101.8陕广新闻的主持人，很高兴与您相遇在直播间。据了解，您在西安交通大学医学部从事遗体捐献工作30余载。对我们来说，这样一份特殊的工作从事如此之久，实属难得。我们很想了解您从事这份工作的初心，也请您谈谈关于工作的一些感想。

Q：遗体捐献是指公民生前自愿表示在死亡后，由其执行人将遗体的全部或者部分自愿、无偿捐献给医学科学事业的行为，以及公民死亡后，由其直系亲属（配偶、成年子女、父母）以书面形式共同表示同意将该公民遗体的全部或部分捐献给医学科学事业的行为。对社会而言，遗体捐献对社会医疗卫生事业有极大的贡献；对个人而言，遗体捐献是高尚人格的体现，是对自身、对社会乃至对自然的一种科学的态度和价值观。……捐献者的高尚境界和人格魅力感动着我，让我对他们怀有敬畏之心，他们敢为人先、移风易俗的行为深深地感染着我，使我在工作中心怀感恩，真诚地为每一位志愿者完成自己的心愿而铺路搭桥，并且给予捐献者家属贴心的关爱。

在我们的工作中，每一位捐献者背后都有一段感人的故事，其中有很多人感人泪下的故事会伴我终生，是我工作乃至生活中的精神支柱。当然我们的工作离不开西安交通大学医学部领导的支持和鼓励，同时也离不开陕西省各级红十字会的高度认可。随着我们工作不断推进，越来越多的爱心人士加入遗体捐献这一伟大的社会公益事业，也更加坚定了我带领团队向着更高的目标迈进。

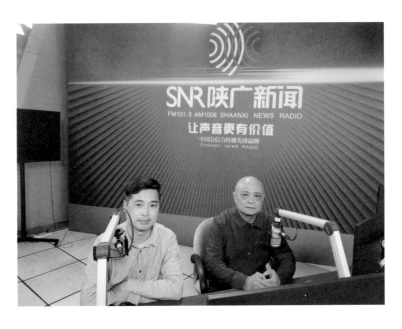

A：作为西安交通大学医学部遗体捐献工作的管理者，我们深知您肩上的担子很重，也就是您刚才讲的这份初心，伴随您从业 30 余年，您也多次获得了西安市红十字会颁发的先进工作个人，下面请您再与听友谈谈遗体捐献工作对医学教育方面有哪些重要的意义？

Q：医学教育离不开人体解剖，人体标本是解剖学必不可少且无法替代的教学材料。医学生要通过人体标本了解人体结构等相关专业知识，为以后从事医疗工作打下坚实的基础。然而，中国遗体捐献事业起步较晚，进展缓慢，遗体捐献登记人数仅占中

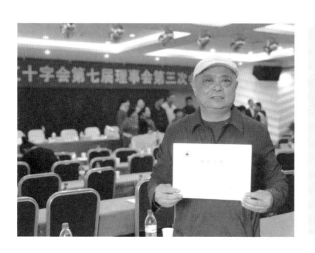

荣誉证书
HONORARY CREDENTIAL

徐自力 同志：

荣获西安市红十字工作先进个人

西安市红十字会
二〇一九年 月

国人口总数的万分之一左右，实际捐献数仅占登记总人数的五分之一。也就是说一万个人里只有一人选择登记成为遗体捐献志愿者。依照国际惯例,4 至 6 名医学生使用一具遗体标本基本能满足学习要求。而我国教育部教学大纲要求是每 8 至 10 位学生使用一具遗体标本。我校目前是每 10 至 12 位学生使用一具遗体标本，刚刚能达到教学要求。我记得曾经有捐献者感言："宁可在我身上错划千刀万刀，也不要在病患身上错划一刀。"通过他们的感人事迹，可以提高医学生的感恩之心，也能激励医学生用更加精湛的医术为病患解决病痛；以更加贴心的服务，让病患感受到医学的温度。

A：说得太好了！我们也相信通过您及越来越多的爱心人士加入其中助力，我们国家的医学教育事业一定会越来越好。那么对于社会而言，遗体捐献具有哪些意义？请您再具体跟我们谈谈。

Q：医学是伴随着人类病痛的最初表达和减轻这份痛苦最初愿望而诞生的，遗体与器官捐献是推动医学科学进步，造福后代、利国利民、社会文明进步的重要体现，对推动"健

附录

康中国"发展具有重要意义。近年来，随着遗体捐献事业的不断发展，捐献数量逐年增多，越来越多的爱心人士加入捐献志愿者行列。捐献者们用自己的躯体架起了通往医学殿堂的桥梁，让我们对生命的意义有了全新的认知，对医学的价值有了更加深刻的体会；是他们的大爱无疆，让垂危的生命迸发出新的火花；是他们的无私奉献，让我国医学得以向前发展。

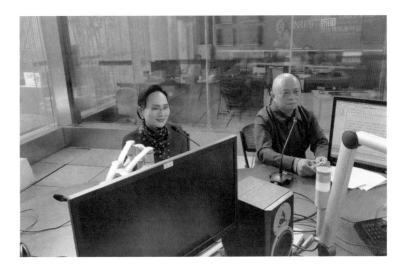

A：那么目前西安交通大学医学部遗体捐献办公室的日常工作都有哪些？请您具体跟我们谈谈。据我们了解，许多听友想去学校里面咨询如何进行遗体捐献的申请，请您具体给我们介绍一下如何成为一名遗体捐献志愿者？

Q：完成教学任务的"大体老师"，我们会根据其意愿举行骨灰抛撒仪式或奉还到家服务，彰显对捐献者的人文关爱和尊重；我们为不方便出行的爱心人士提供上门服务与慰问，让志愿者感受到医学的温度；我们举行庄严的遗体捐献告别仪式，对捐献者家属做到暖心的人文关怀；我们的医学生们在第一次上解剖课的时候，要举行庄严的开课仪式，表达医学生对"大体老师"的感恩和敬意；每年清明节对捐献者的缅怀纪念活动，表达了我们永远不会忘却为医学事业献身的人们。

当您有捐献遗体意愿的时候，可以第一时间向亲属说明自己的想法并取得家属的同意，之后，志愿者及执行人，也就是您的子女、配偶或者父母携带有效身份证件，填写公民遗体捐献申请表并录取指纹。填写的申请表一式两份，由工作人员统一编码，签字盖章后生效，一份由志愿者或执行人保管，一份留中心归档。至此您就成功完成了公民遗体捐献申请表，正式成为一名光荣的遗体捐献志愿者。当然您也可以直接拨打宣传册上的值班电话，我们中心也会提供上门填表服务。

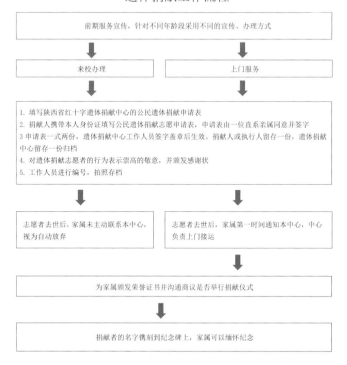

遗体捐献工作流程

附录

报道二

我国著名信息与通信工程专家、西安交通大学刘树棠教授与孙漪教授夫妇于 2022 年 12 月 20 日、2023 年 1 月 5 日先后不幸去世，两位老人生前已做好百年之后的安排：丧事从简、不设灵堂、不举行追悼会，将遗体与角膜捐献给西安交通大学医学部。他们夫妻二人生前伉俪情深，共同在西安交通大学教书育人，为培养更多的信息与通信工程专业人才而不懈努力。身后他们毅然将遗体、角膜捐献至西安交通大学医学部，继续献身于医学事业，用角膜使他人重见光明。他们用实际行动诠释了爱国奉献的西迁精神，使生命的价值得以升华。

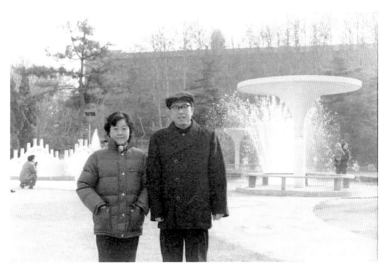

2023 年 1 月，陕西广播电视台《陕西新闻联播》记者得知这一消息，第一时间赶到西安交通大学医学部，进行了新闻报道。

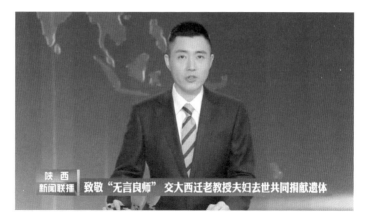

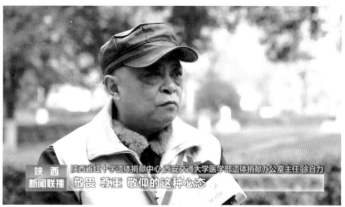

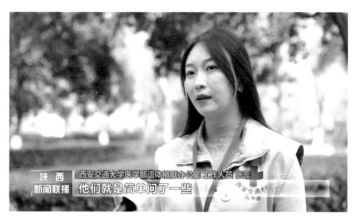

随即陕西广播电视台《文旅陕西》对西安交通大学医学部副主任做了深度采访。

附录

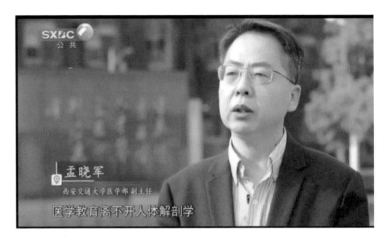

A：孟主任，您好！西安交通大学的教授刘树棠、孙漪二人身后将遗体捐献给咱们西安交通大学医学部，请您谈谈对于我们医学部而言，两位教授遗体捐献的意义？

Q：医学教育离不开人体解剖学，而遗体捐献正是我们解剖学课程赖以开展的基础。西安交通大学刘树棠、孙漪教授夫妻二人在去世后将遗体捐献给医学教育事业，他们崇高的品格和忘我的精神为后世敬仰和传承。西安交大医学人始终牢记"健康所系、性命相托"的誓言，追寻"尚德尚医、求是求新，为生命之光"的理想，传承和弘扬西迁精神，努力为中国的医学教育事业，为健康中国、健康陕西作出更大的贡献。

惊闻刘树棠、孙漪二人相继离世，其学生西安交通大学电气学院教授王忠民悲痛万分，连夜创作了歌曲《怀念恩师》，以此抒发对恩师的怀念与敬仰之情。

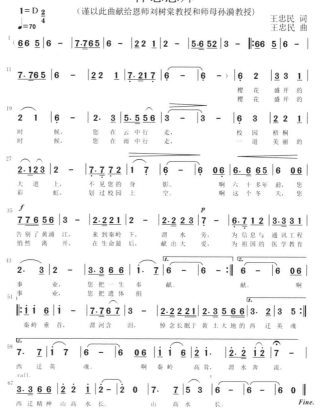

怀念恩师

（谨以此曲献给恩师刘树棠教授和师母孙瀚教授）

王忠民 词
王忠民 曲

王忠民创作的歌曲感人至深，令人潸然泪下。西安交通大学医学部与陕西省红十字遗体捐献中心联合录制的《怀念恩师》MV 更是声情并茂地展示了对恩师的尊敬与怀念。

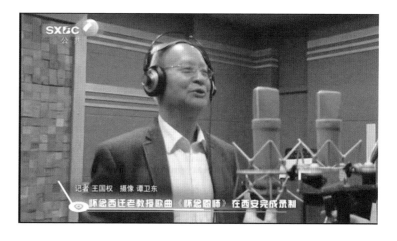

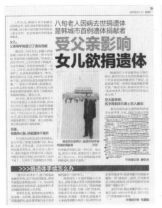
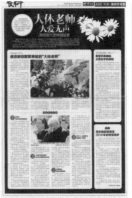
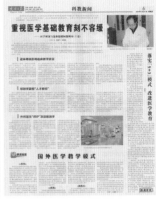
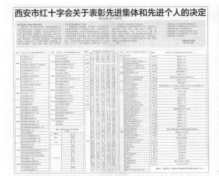
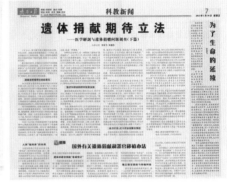

　　遗体捐献不仅仅是带着寒光的解剖刀，冰冷的解剖台和面目全非的遗体，它更代表着新的生命。也许今天在一具遗体上划下一刀，就能避免他日手术台上的偏差；也许今天捐献的本应随着生命陨落而丧失生机的器官，会因移植获得新的生命；也许今天百般纠结后签下的遗体捐献同意书，他日就能成为几个家庭的救命符，某项研究的关键功臣。研究显示，居民注重捐献者生前的人文关怀（39.33%）和身后的精神荣誉（49.15%），这也是遗体捐献整个流程中最重要的环节。真正能撼动人心的力量往往不是极致的压迫，而是极致的温暖。遗体捐献，本就是一项充盈着大爱、无私、奉献的伟大事业，工作人员更应把这类工作尽量做好，做到最好。相关机构，应加大宣传力度，健全遗体捐献法律法规，使遗体捐献机构更制度化规范化。捐献者的精神越得到珍视，对遗体捐献事业带来的积极影响就会越大。德国哲学家雅斯贝尔斯说："教育的本质意味着，一棵树摇动另一棵树，一朵云推动另一朵云，一个灵魂唤醒另一个灵魂。"精神传递需要认同、理解、接受，遗体捐献这份事业的发展在一定时期内也必然如此。尽管不会迎来爆发性增长，但一定可以迎来长足的进步。

遗体捐献是弘扬人间大爱、展现人性光辉、体现社会文明进步的高尚事业，是一项跨学科、跨领域、跨部门的复杂社会系统工程，需要多部门密切配合，更需要全社会方方面面的理解、支持和参与。

遗体、组织捐献需要捐献者满足具备的条件

年龄要求：遗体、眼组织捐献无年龄限制。

健康状态：无艾滋病等严重传染病，以及无影响眼组织功能的疾病，另外国家还规定甲、乙类传染病人的遗体不列入志愿捐献遗体范畴。志愿捐献登记时，无须进行体检，临终状态时会有专门的评估人员评估是否适合捐献。

亲属同意：需获得全部直系亲属的同意后才能最终实现遗体捐献。

遗体捐献的相关流程

凡在本省居住，无偿志愿捐献遗体者，可直接到登记接受站办理登记手续，也可与省红十字会联系，由省红十字会介绍到就近的登记接受站办理登记手续。

志愿无偿捐献遗体者需填写申请后到附近公证处办理公证。同时，登记接受站要向正式登记者颁发由省红十字会统一印制的"志愿捐献遗体纪念证"。

生前未办理志愿捐献遗体申请登记手续，但本人临终前或死后其直系亲属要求志愿捐献遗体，要取得死者工作单位或公证处证明后，才能到登记接受站办理接受捐献遗体的手续。

凡因遗体、组织捐献而产生的费用，均无须近亲属负担。

志愿捐献者指定执行人

志愿捐献者指定执行人主要是在志愿捐献者身故后帮助执行其捐献意愿，执行人一般为近亲属。近亲属无法成为执行人或没有近亲属的，可以委托以下单位或个人成为执行人：（1）其他亲属；（2）工作单位、社区、村委会、养老机构等；（3）其他有关单位或社会组织等。

新闻媒体界的朋友们为遗体、器官、角膜捐献做了大量的宣传报道，推动了博爱奉献精神的传递，营造了捐献光荣的良好社会氛围。近年来，随着遗体、器官、角膜捐献事业的不断发展，理念日益深入人心，捐献数量逐年增多，越来越多的爱心人士加入捐献志愿者行列。将人文教育融入医学教育范畴，弘扬捐献者为医学教育事业作出的无私贡献的崇高精神，既是生动的科学教育，也是面向人民生命健康，推动医学科学进步，造福后代、利国利民的重要体现，对推动"健康中国"发展具有重要意义。我们在此呼吁和号召更多爱心人士、爱心机构加入这项崇高、神圣的事业。落红不是无情物，化作春泥更护花。捐献者的高尚行为与日月同辉，爱心与天地共存，精神永垂不朽。

编者按

随着社会文明的进步，大众对遗体、器官、组织捐献事业有了新的认知，捐献事迹的传播量、遗体捐献人数、登记人数都有了新的突破。《生命永恒》一书旨在通过记录捐献志愿者的一个个感人的捐献故事，颂扬赞美捐献者们的大爱精神，弘扬"人道、博爱、奉献"的红十字精神，普及遗体、器官、组织捐献对于医学发展的意义，提升人类文明进步，推动医学事业的发展。

多年来西安交通大学医学部在遗体捐献的宣传动员、申请登记、遗体接收等工作上进行了专业化、规范化、科学化、系统化的探索和实践。每一次捐献都有一个感人的故事，书中采用图文结合的形式，记录捐献志愿者的故事。他们中有一家两代捐献、有夫妻共同捐献、有抗战老兵，也有外国友人捐献；他们中有医生、教师、警察、普通工人，也有一辈子不曾离开农村的人；他们有耄耋老人，有社会中流砥柱，也有朝气青年。本书在编写过程中选取了部分捐献者家属的纪念性文章、媒体对于捐献事迹的相关报道。在此一并表示感谢。

捐献者是伟大的，他们或是捐献遗体用于医学教育，或是捐献器官挽救他人，或是捐献角膜组织使他人重见光明。生命最后时刻的无私捐献正是生命以另一种方式的打开和延续。捐献者家属是无私的，他们在最困难的时刻，理解亲人作出的决定，完成了亲人的遗愿。感恩理解和支持捐献者的家人们！

谨以此书纪念和赞美为医学教育和卫生健康事业奉献大爱的遗体捐献者和器官组织捐献者们！

谨以此书献给为遗体、器官、组织捐献工作倾心付出的同仁们！